Compliance und Empowerment in der Diabetologie

Wie motivieren wir Diabetiker in der Praxis?

UNI-MED

UNI-MED Verlag AG
Bremen - London - Boston

Bierwirth, Ralph:
Compliance und Empowerment in der Diabetologie/Ralph Bierwirth und Rainer Paust.-
1. Auflage - Bremen: UNI-MED, 2004
(UNI-MED SCIENCE)
ISBN 3-89599-704-8

Printed in Germany

UNI-MED. Die beste Medizin.

In der Reihe UNI-MED SCIENCE werden aktuelle Forschungsergebnisse zur Diagnostik und Therapie wichtiger Erkrankungen "state of the art" dargestellt. Die Publikationen zeichnen sich durch höchste wissenschaftliche Kompetenz und anspruchsvolle Präsentation aus. Die Autoren sind Meinungsbildner auf ihren Fachgebieten.

Vorwort und Danksagung

Liebe Leser,

die Diabetesbehandlung ist immer schon eine psychosoziale Aufgabe, denn jeder Arzt und jede Ärztin, jede Diabetesberaterin und jede Diabetesassistentin behandelt den Diabetiker in seiner Gesamtheit als Mensch. Insbesondere in Situationen, in denen Therapieempfehlungen versagen, Patienten die Empfehlungen des Diabetesteams nicht umsetzen, psychische und soziale Belastungen mit dem Misserfolg der Diabetestherapie korrelieren, zeigt sich der Nutzen des Gespräches mit dem betroffenen Menschen über seine aktuelle Lebenssituation.

Dabei gilt: Wer den Diabetes gut behandeln will, muss den Menschen mit Diabetes gut behandeln. Wer den Menschen mit Diabetes ernst nimmt, ihm mit Respekt und Achtung vor seiner Autonomie begegnet, ihn als mündigen und verantwortungsvollen Menschen für sein Leben wahrnimmt, erhöht die Chancen, dass Diabetes durch den Betroffenen selbst gut behandelt wird. Die Gewissheit nämlich, dass die eigenständige Behandlung durch den an Diabetes erkrankten Menschen zum Erreichen kurz-, mittel- und langfristiger Therapieziele unbedingt erforderlich ist, setzt sich allenthalben durch.

Dagegen führt das Ausblenden realer psychosozialer Lebenssituationen von betroffenen Menschen mit Diabetes und die eher verkürzte Motivationsform "man muss dem Patienten nur sagen, was er machen soll" in der Regel zu beiderseitigem Frust.

Umso erfreulicher ist es, dass immer mehr Diabetesteams ihre psychosozialen Kompetenzen verbessern und ihre psychosozialen Angebote durch neue Konzepte erweitern, um betroffene Menschen bei der Verarbeitung und Bewältigung tagtäglicher Selbstbehandlung zu unterstützen.

Dieses Buch trägt im Untertitel die Frage "*Wie motivieren wir Diabetikerin der Praxis?*" und führt somit zu den zentralen Konzepten der Beziehungsgestaltung zwischen Arzt/Behandlungsteam und Patient:

COMPLIANCE und EMPOWERMENT

Im deutschen Sprachgebrauch bezeichnet der Begriff COMPLIANCE den Anpassungsprozess zwischen Patient und Arzt innerhalb einer Therapiebeziehung.

Dieser Anpassungsprozess beinhaltet einerseits auf Seiten des Patienten die Bereitschaft, ärztlichen Empfehlungen Folge zu leisten. Andererseits erfordert dieser Anpassungsprozess die Bereitschaft des therapeutischen Teams, seine Empfehlungen und Strategien auf die Möglichkeiten, Ziele und Wünsche des Patienten abzustimmen.

Der alltägliche Sprachgebrauch des Begriffs COMPLIANCE hat allerdings allzu oft die Tendenz, das zweite Bedeutungsfeld als unwichtigen Inhalt zu unterschlagen. Der Begriff wird zu sehr auf die Anforderungen fokussiert, mit denen der Patient innerhalb der Therapiebeziehung konfrontiert wird. Das Versagen der COMPLIANCE wird demzufolge mit dem Beigeschmack unterschwelliger Schuldzuweisung an den Patienten als NON-COMPLIANCE beschrieben.

In den späten 80er Jahren tauchte erstmals der bereits in der Sozialpsychologie eingeführte Begriff des EMPOWERMENT in der Behandlung von Diabetikern auf. Diabetikerbetreuung nach dem EMPOWERMENT-Gedanken bedeutet, dass im Dialog zwischen dem behandelnden Team und dem betroffenen Menschen individuelle Therapieziele und -strategien erarbeitet werden. Auf der Grundlage von Information entscheidet der betroffene Diabetiker über seine Behandlung und seinen Umgang mit Diabetes maßgeblich mit bzw. selbst.

Die Wende vom COMPLIANCE zum EMPOWERMENT und verändertes Handeln von Behandlungsteams resultiert nicht nur allein aus der Erkenntnis, dass ärztliche Anweisungen und andere machtorientierte Verhaltensweisen des behandelnden Teams keinen Erfolg haben und die Beziehung zum Diabetiker eher belasten.

Diese Wende geht auch mit einer Veränderung des Menschenbildes und einer Neubestimmung der Arzt-Patienten-Beziehung einher. Der Patient wird als ein Mensch mit eigenen Wünschen, Bedürfnissen, Stärken und Ressourcen gesehen, dem der Arzt Hilfen zur Realisierung persönlicher Ziele gibt. COMPLIANCE und EMPOWERMENT sind nicht so sehr Fragen von Wahrheit, sondern eher Ausgangspunkt für den Austausch von Perspektiven, Philosophien und Paradigmen. Die Förderung und Aufrechterhaltung von EMPOWERMENT als Entscheidungsprozess auf der Grundlage von Information wird heute als wesentlicher Bestandteil in der Betreuung und bei der Motivierung von Diabetikern anerkannt.

Die Autoren dieses Buches tragen als diabeteserfahrene Psychologen, Pädagogen, Ärzte, Pflegewissenschaftler/-pädagogen und Diabetesberater unterschiedliche Perspektiven und aktuelles Wissen zur Frage der Patientenmotivierung bei. Auf diese Weise ergibt sich ein vielseitiges Bild über die Wirklichkeit der Diabetesbetreuung.

Das Buch ist in zwei Kapitel gegliedert.

Im ersten Kapitel werden theoretische Grundlagen von COMPLIANCE und EMPOWERMENT entwickelt. Langzeitbetreuungskonzepte werden über den Zeitraum von zwei Jahrzehnten zusammengefasst. Die psychosozialen Besonderheiten in der Behandlung von Typ 1- und Typ 2-Diabetikern werden aus psychologischer Sicht aufgezeigt. Motivationskonzepte werden im Hinblick auf den Beratungsalltag reflektiert.

Im zweiten Kapitel werden praxisorientiert EMPOWERMENT-fördernde Interventionen beschrieben. Hierzu zählen: Konzepte zur Gestaltung von Informations- und Schulungsprozessen, COPING-Schulung als strukturierte Hilfe zur Verbesserung der Krankheitsverarbeitung, Training gegen Angst vor Folgeerkrankungen, Verhaltensmodifikation bei Adipositas, Motivation zu Bewegung und Sport, Hypoglykämie-Wahrnehmungstraining sowie Motivierende Gesprächsführung und Kurzinterventionen in der Praxis.

Mit allen Autoren, denen für ihre Mitarbeit unser großer Dank gebührt, wünschen wir uns, dass dieses Buch alle Mitarbeiter eines Diabetesbetreuungsteams anspricht - nicht nur Wissensbedürfnisse deckt, sondern auch weckt. Möge die unerlässliche Kommunikation im multiprofessionellen Behandlungsteam zusätzliche Anregungen finden. Neben moderner Wissensvermittlung mögen Menschen mit Diabetes mit ihren Sorgen und Bedürfnissen ernst genommen werden und darin Hilfe erfahren, selbst Entscheidungen über ihr Leben mit Diabetes treffen zu können.

Essen, im Januar 2004 *Dr. med. Ralph Achim Bierwirth und Rainer Paust*

Autoren

Herausgeber

Dr. med. Ralph Bierwirth
Internist - Diabetologe DDG
Diabetologische Schwerpunktpraxis
Ambulantes Diabeteszentrum am Elisabeth-Krankenhaus
Camillo-Sitte-Platz 1
45136 Essen
Tel. 0201/102660
E-Mail: bierwirth.diab@web.de

Kap. 1.3.

Rainer Paust
Dipl.-Pädagoge - Organisationsberater
Elisabeth-Krankenhaus Essen
Moltkestraße 61
45138 Essen
Tel.: 0201/8974591/4
E-Mail: r.paust@elisabeth-essen.de

Kap. 1.4., 2.2., 2.7.

Autoren

Dr. Valentin Dessoy
Dessoy & Engelhardt Organisation und Software GmbH
Kaiserstr. 42
55116 Mainz
Tel.: 06131/614563
E-Mail: info@dessoy-engelhardt.de

Kap. 1.4.

Karin Elisabeth Hegar
Lic. phil. Psychologin
Abteilung für Psychosomatik und
Abteilung für Endokrinologie, Diabetologie und klinische Ernährung
Kantonsspital Basel
Petersgraben 4
CH-4031 Basel

Kap. 2.6.

Dr. phil. Axel Hirsch
Dipl.-Psychologe
Bethanien-Krankenhaus gGmbH Hamburg
Arnoldstr. 63
22763 Hamburg

Kap. 1.2.

Herbert Hockauf
Dipl.-Pflegewissenschaftler - Pflegepädagoge (FH)
Lehrbeauftragter der Universität Witten/Herdecke
Gesundheis- und Pflegewissenschaftliches Institut St. Elisabeth
Beethovenstr. 15
45128 Essen

Kap. 1.1.

Dr. med. Renate Krämer-Paust
Fachärztin für Psychotherapeutische Medizin
Witteringstraße 33
45130 Essen
Tel.: 0201/7269888

Kap. 2.2., 2.7.

Bernhard Kulzer
Dipl.-Psychologe
Psychologischer Psychotherapeut - Kinder und Jugendlichenpsychotherapeut
Fachpsychologe Diabetes (DDG)
Diabetes Klinik Mergentheim
Theodor-Klotzbücher-Str. 12
97980 Bad Mergentheim
Tel.: 07931/594-151
E-Mail: Kulzer@diabetes-zentrum.de

Kap. 1.6.

Ursula Mathiszik
Diabetesberaterin DDG
St. Josef Krankenhaus Moers
Seilerstr. 4
47509 Rheurdt

Kap. 1.7.

Angelika Münzinger
MSc Nursing & Health Studies (Edinburgh)
Schulzentrum für Krankenpflegeberufe
Klinikum Nürnberg
Breslauer Str. 201
90471 Nürnberg
Tel.: 0911/398-5646
Fax: 0911/398-5809
E-Mail: muenzinger@klinikum-nuernberg.de

Kap. 2.1.

Brigitte Osterbrink
Dipl.-Pflegewirtin - Endokrinologie-Assistentin DGE
Alte Michaelschule am Mathias-Spital Rheine
Akademie für Gesundheitsberufe
Frankenburgstr. 31
48431 Rheine
Tel.: 05971/42-1110
Fax: 05971/42-1116
E-Mail: b.osterbrink@mathias-spital.de

Kap. 2.1.

Dr. med. Benno Schulze Schleppinghoff
Internist - Diabetologe DDG
Diabetologische Schwerpunktpraxis
Ambulantes Diabeteszentrum am Elisabeth-Krankenhaus
Camillo-Sitte-Platz 1
45136 Essen
Tel. 0201/102660

Kap. 2.2.

Jürgen Schmagold
Dipl.-Sportlehrer
Hochschulsportbeauftragter der Universität Essen
Alte PH
Henri-Dunant-Str. 65
45131 Essen

Kap. 2.5.

Detlef Staadt
Dipl.-Psychologe
Fachpsychologe Diabetes DDG
Psychotherapeutische Praxis
Schillerstr. 19
77654 Offenburg
Tel.: 0781/9664227
Fax: 0781/9664228
E-Mail: staadt@foni.net

Kap. 2.3.

Thomas Tuschhoff
Psychologischer Psychotherapeut
Reha-Klinik Ob der Tauber
Bismarckstr. 31
97980 Bad Mergentheim
Tel.: 07931/541-2390
Fax: 07931/541-6001
E-Mail: tuschhoff@reha-klinik-odt.de

Kap. 2.4.

Susan Woods-Büggeln
Dipl.-Psychologin
Diabeteszentrum Krankenhaus Bethanien
Martinistr. 26
20251 Hamburg
Tel.: 040/4668-260 oder 0171/3261652
E-Mail: susan.woods@web.de

Kap. 1.5.

Claudia Zimmer
Coaching und Organisationsberatung
Tristanstr. 15
45473 Mülheim an der Ruhr
Tel.: 0208/7406697

Kap. 1.4.

Inhaltsverzeichnis

1. "Nichts ist praktischer als eine gute Theorie"

1.1. Compliance in der Medizin

1.1.1. Der Begriff aus gesundheitspädagogischer Sicht

Compliance in der Medizin beschreibt die Bereitschaft des Patienten, den medizinischen Behandlungsempfehlungen des Arztes Folge zu leisten. Der aus dem amerikanischen entliehene Begriff findet seit den 1970er Jahren auch in Deutschland Verwendung.

Im Laufe der Jahre wurden zu unterschiedlichen Krankheitsbildern Complianceuntersuchungen durchgeführt, die teilweise zu ernüchternden Ergebnissen gekommen sind. So wurde ermittelt,

- dass annähernd 40 % der verordneten Medikamente von den Patienten nicht eingenommen werden, wodurch ein Verlust von geschätzten 3,5 bis 4 Milliarden Euro pro Jahr entsteht
- dass sogar die regelmäßige Einnahme von lebensnotwendigen Medikamenten unter 50 % liegt

Das Versagen der Compliance wird durch den Begriff der Non-Compliance umschrieben (vgl. Geisler L, 1985).

Es stellt sich nun die Frage, warum Compliance so häufig versagt. Dabei kann dem Patienten leichtfertig Unkooperation unterstellt werden. Bereitschaft zur Mitarbeit jedoch kann nicht automatisch vorausgesetzt werden, insbesondere dann nicht, wenn eine chronische Erkrankung diagnostiziert wurde. In solchen Fällen gerät der Patient häufig in einen Strudel aus körperlichen und seelischen Empfindungen, die er zumeist alleine bewältigen muss. Krankheiten, insbesondere chronische Krankheiten, haben nicht ausschließlich eine körperliche Dimension, sondern auch eine geistige, seelische und sogar soziale Komponente.

Der Mensch ist mehr als die Summe seiner Teile

Die Anschauung, dass der Mensch aus Körper, Geist und Seele besteht, ist auf die vorsokratischen Philosophen des antiken Griechenlandes zurückzuführen, besitzt jedoch noch heute seine Gültigkeit und ist als Denkmodell für die Verdeutlichung der Compliance gut geeignet.

Körper

Körper kennzeichnet die Organhaftigkeit des Menschen; in diesem Bereich werden organische Erkrankungen diagnostiziert und behandelt. Therapieerfolge werden häufig an messbaren Körperwerten festgemacht. Hier lässt sich auch Compliance objektiv darstellen. Es lässt sich messen, ob sich der Patient an ärztliche Verordnungen hält, oder ob er diese vernachlässigt.

Geist

Geist umschreibt den Bereich des Denkens, Wissens und Lernens des Menschen.

So unterschiedlich die Denkmuster des menschlichen Individuums sind, so unterschiedlich ist auch die geistige Verarbeitung der Information, chronisch erkrankt zu sein. Grundsätzlich ist jedoch davon auszugehen, dass das Wissen des medizinischen Laien nicht ausreicht, um seine neue Lebenssituation zu bewältigen. Um Compliance zu fördern, muss Wissensbildung unterstützt werden.

Seele

Seele beschreibt das Gefühlsleben des Menschen, welches sich sowohl aus positiven wie auch aus negativen Elementen gestaltet, die nicht immer der Rationalität des Geistes unterliegen. Beim Menschen, gleichwohl ob er chronisch erkrankt ist oder nicht, unterliegen Stimmungen und Gefühle einem stetigen Wechsel, wodurch die geistige Wahrnehmung in die eine oder andere Richtung beeinflusst werden kann. Auch vergleichbare körperliche Situationen, wie Schmerz oder Unwohlsein, werden je nach seelischer Verfassung unterschiedlich erlebt.

Der Behaviorist J. Watson schreibt zur Existenz der Seele:

"Niemand hat jemals eine Seele berührt oder sie in einem Reagenzglas gesehen oder ist auch nur in irgendeiner Weise mit ihr in Berührung gekommen wie mit anderen Objekten des täglichen Lebens. Dennoch bedeutet ein Zweifel an ihrer Existenz Ketzerei und hat früher unter Umständen den Kopf kosten können. Auch heutzutage wagt keiner, der im Licht

der Öffentlichkeit steht, die Existenz der Seele in Zweifel zu ziehen."

(Watson, J.: 1976)

1.1.2. Das Zusammenspiel von Körper, Geist und Seele

Die Ebenen des menschlichen Daseins stehen nicht isoliert für sich, sondern bilden ein kompliziertes System, in dem sie sich gegenseitig bedingen.

Es ist bekannt, dass seelische Zustände körperliche Symptome hervorrufen; man denke nur an Prüfungsängste und die damit zusammenhängenden Störungen der Magen-Darm-Tätigkeit oder bei großer Verliebtheit das Unvermögen Nahrung zu sich zu nehmen.

Erfährt ein Mensch von seiner chronischen Erkrankung, kommt es auch zu einem Wechselspiel der Rationalität und der Emotionalität, wobei die Compliance jeweils zu- bzw. abnehmen kann.

Ein Betroffener hat es mit folgender Aussage auf den Punkt gebracht: "*..du weißt wohl, dass du krank bist, aber die Sorge, nicht mehr dazu zu gehören* [zu der Gruppe der Gesunden] *zwingt dich, deine Krankheit zu verleugnen.*"

1.1.3. Das soziale System des Menschen

Der Mensch ist ein Element sozialer Systeme und Subsysteme, beginnend mit der nahen Familie wie Lebenspartner, Kinder oder Eltern, ferner Verwandte, Freunde, Arbeitskollegen und Bekannte umfassend.

Dieses Systemgefüge kann tatsächlich Compliance-störend wirken, wenn zum Beispiel bestehende Strukturen am Arbeitsplatz geändert werden müssten, solche Änderungen von den Arbeitskollegen jedoch nicht mitgetragen werden. Für den Patienten ist es dann einfacher und vor sich selbst plausibel begründbar, an Bestehendem festzuhalten und dafür Empfehlungen des Arztes zu missachten.

Das soziale Umfeld kann jedoch auch Compliance-förderlich sein, wenn zum Beispiel personales Unvermögen des Patienten unter Mithilfe der Angehörigen kompensiert werden kann (man denke zum Beispiel an die Ehefrau, die für ihren chronisch erkrankten Ehemann die diätetischen Empfehlungen beim Einkaufen und Kochen berücksichtigt und sogar ihre eigenen Ernährungsgewohnheiten umstellt).

Compliance kann nur erzielt werden, wenn die Gesamtheit des menschlichen Wesens und seines sozialen Systemgefüges Beachtung findet. Erfährt der Patient auf der Suche nach Kompensationsmechanismen keine fachliche Unterstützung, können von ihm (Schein-)Lösungen gefunden werden, die den medizinischen Bemühungen entgegenstehen. Nicht selten wird das Verleugnen oder Bagatellisieren ihrer Krankheit bei chronisch Kranken beobachtet.

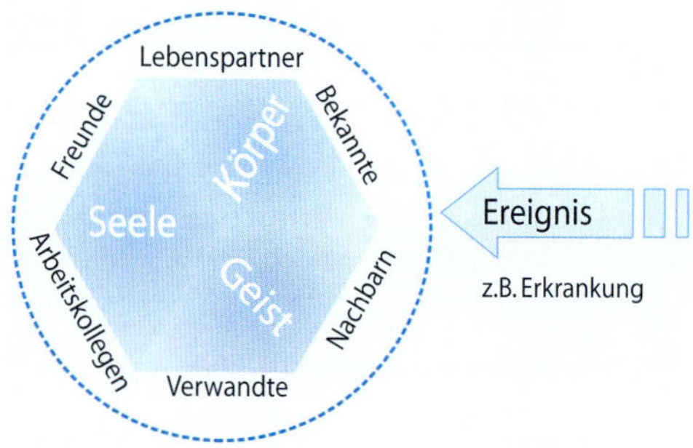

Abb. 1.1: Ein Ereignis, wie zum Beispiel eine chronische Erkrankung, wirkt nicht nur auf die körperlich, geistige oder seelische Ebene des Betroffenen, sondern auch auf sein soziales System. Versagt Compliance, können aus diesem System Mechanismen kompensatorisch wirksam werden.

1.1.4. Die Verknüpfung von Medizin und Pädagogik

Zur Förderung der Compliance bedarf es eines partnerschaftlichen Prozesses in der Arzt-Patienten-Beziehung, der auf eine hohe Interaktionsfähigkeit der Beteiligten angewiesen ist (vgl. Geisler L, 1985). Der Arzt übernimmt nicht nur seine medizinisch-therapeutische Aufgabe, sondern muss auch pädagogisch handeln.

Compliance darf nicht mit Gehorsam und die Förderung der Compliance nicht mit Erziehung gleichgesetzt werden.

Dem erwachsenen Patienten gegenüber besteht kein Erziehungsauftrag (vgl. Ritzel W, 1968). Vielmehr ist an zu streben, den Patienten über gezielte

Lernprozesse zu einem Experten seiner Erkrankung zu machen. Lernen im Sinne einer Verhaltensänderung lässt sich jedoch nicht ausschließlich durch kognitive Prozesse initiieren sondern ist insbesondere beim Erwachsenen ein komplexer Vorgang. Es geht zum einem um theoretisch-kontemplative Bemühungen zur Selbsterkenntnis, zum anderen um die technisch-praktische Verarbeitung und Nutzung von Informationen zur Gestaltung der tatsächlichen Lebenssituation. Bei der Bewältigung von Krankheit geht es also nicht nur um die Unterstützung der Wissenbildung des Patienten, sondern vielmehr auch darum, den Gebrauch dieses Wissens zu fördern.

1.1.5. Complianceförderung als geplanter Prozess

Dem erwachsenen Patienten kann neues Wissen bezüglich seiner chronischen Erkrankung umso leichter vermittelt werden, je größer sein bereits vorhandenes Vorwissen ist.

In Informations-, Beratungs- oder Schulungsveranstaltungen (vgl. Hockauf H, 1999) kann Wissen vermittelt, vertieft oder korrigiert werden. Ein wichtiger Aspekt bei der Wissensvermittlung ist die Wahl einer erwachsenengerechten Methode.

Eine Überforderung ist genauso zu vermeiden wie eine Unterforderung, die Verständlichkeit der Inhalte hat deutliche Priorität vor der Verwendung von Fachtermini.

Es muss deutliche Leitlinie für alle an diesem Lehrprozess Beteiligten sein, den Patienten zum Experten *seiner* Erkrankung zu machen und nicht (nur) zum Experten eines Krankheitsbildes.

In einem weiteren Schritt der Compliance-Förderung muss der Gebrauch des erworbenen Wissens erprobt werden. Zum einen können hier Wissensdefizite deutlich werden, zum anderen wird die Eigenverantwortung des Patienten eingefordert. Hier geht es beispielsweise auch darum, taktile Fähigkeiten, wie zum Beispiel den Umgang mit dem Insulin-Pen zu erlernen.

Die Bildungsbemühungen haben zum Ziel, den Patienten zur Bewältigung seiner neuen Lebenssituation zu befähigen.

1.1.6. Compliancestörungen

Die Förderung des Wissensgebrauches beim Patienten stellt die Geduld des behandelnden Arztes, der behandelnden Ärztin oder des therapeutischen Teams manchmal auf eine Probe. Es ist oft rational nicht nach zu vollziehen, warum chronisch Kranke wider besseres Wissen handeln, warum zum Beispiel der lungenkranke Patient das Rauchen nicht lässt oder der an Diabetes Erkrankte nichts gegen sein massives Übergewicht unternimmt. Oft scheint der Patient Wissen auszublenden, um selbstschädigendes Verhalten beibehalten zu können.

Solch ein Verhalten muss mit dem Patienten thematisiert werden, ohne dass es zu Schuldzuweisungen kommt. Lösungen sollten gemeinsam erarbeitet, möglichst konkrete Zielvereinbarungen sollten getroffen werden. Werden Behandlungsziel und dazu notwendige Maßnahmen vom Arzt "diktiert", wird nicht die Compliance gefördert, sondern stattdessen die Non-Compliance des Patienten von diesem häufig lediglich verdeckt.

Beispiel

Eine 76jährige an Diabetes erkrankte Patientin nimmt die ihr verordneten Medikamente nicht oder nur sehr unregelmäßig ein, weil sie sich auch ohne Medikamente wohl fühlt. Als der sie behandelnde Hausarzt davon erfährt, macht er ihr deswegen Vorwürfe und schildert ihr drastisch, dass es zu einer Erblindung kommen kann und sie damit verbunden zum Pflegefall werden könne.

Die Patientin kann den Zusammenhang zwischen ihrem "Zucker" und der Erblindung nicht erkennen. Damit ihr der Hausarzt jedoch nicht noch einmal "böse" ist, nimmt sie jeweils drei Tage vor einem Besuch in der Praxis die Medikamente so ein, wie sie verordnet wurden. Die in der Patientenakte dokumentierten Blutglukosewerte sind vorbildlich.

An diesem Beispiel soll auch verdeutlicht werden, dass Lernen weitere Dimensionen hat als ausschließlich die Kognition, also die Bildung von Wissen. Es geht oftmals um die affektive, emotionale Dimension des Lernens, also um die Gesamtheit des seelischen Geschehens, welches das Handeln beeinflusst. Auch im täglichen Leben sind solche Widersprüchlichkeiten zu beobachten.

So ist es zum Beispiel oft für einen nicht rauchenden Menschen nicht zu verstehen, warum sich ein Raucher einer Gesundheitsgefährdung aussetzt, obwohl entsprechende Informationen auf jeder Packung Zigaretten zu lesen sind. Der Raucher fügt sich also durchaus wissentlich selbst Schaden zu. Außer acht gelassen wird dabei vom kopfschüttelnden Nichtraucher aber der Genussgewinn, den der Raucher bei der Konsumierung einer Zigarette verspüren muss (also die affektive Dimension seines Handelns).

Der Genussgewinn relativiert die Sorge vor einer Schädigung. Diesen die Rationalität beeinflussenden und jeweils subjektiv empfundenen Genussgewinn bietet jedoch nicht nur das Rauchen, sondern unzählige Versuchungen unserer Zivilisation,wie zum Beispiel das Essen von Süßigkeiten, reichlicher Genuss von Nahrung, das Hören lauter Musik, der Konsum von Alkohol und so weiter.

Selbst der teilweise Verzicht auf diese Genüsse stellt für viele Patienten einen Verlust von Lebensqualität dar, der objektiv oft nicht nachvollziehbar ist.

Erklärbar ist dadurch, warum es Patienten, die chronisch erkranken, manchmal schwerfällt, den Empfehlungen ihres Arztes zu folgen. Sie müssen, teilweise über Jahrzehnte gepflegte, lieb gewonnenen Angewohnheiten aufgeben.

Stellt sich eine Compliance-Störung oder sogar eine Non-Compliance dar, kann diese durch den behandelnden Arzt nicht ignoriert werden, da - insbesondere bei chronisch Kranken - der Therapieerfolg in Frage gestellt ist.

1.1.7. Literatur

1. Böhm, Winfried: Wörterbuch der Pädagogik. Stuttgart 14. überarbeitete Auflage. 1994

2. Geisler, Linus: Begegnungen im Gespräch, Wirklichkeit und Wege, Pharma Verlag Frankfurt am Main, 3. erweiterte Auflage, 1992

3. Hockauf, Herbert: Prinzipien der Patientenedukation, Seminarunterlagen Universität Witten, WS 1999

4. Nolting, Hans-Peter/Paulus, Peter: Pädagogische Psychologie, Stuttgart, 1992.

5. Ritzel, Wolfgang: Die Vielheit der pädagogischen Theorien und die Einheit der Pädagogik, Wuppertal, 1968.

1.2. Empowerment in der Diabetologie

Lange Zeit war in der Arzt-Patienten-Beziehung die neudeutsche "Compliance" der Patienten das Ziel, die Gesundheit der Patienten über die unbefragte Durchführung der ärztlichen Anweisungen zu erreichen. So heißt es etwa im Pschyrembel (2002), Compliance sei die "*Bereitschaft eines Patienten zur Zusammenarbeit bzw. zur Mitarbeit bei diagnostischen und therapeutischen Maßnahmen, z.B. Zuverlässigkeit, mit der therapeutischen Anweisungen befolgt werden (sog. Verordnungstreue)*". Englisch klingt dies nicht ganz so autoritär, weil von der Wortbedeutung her auch "Übereinstimmung" zwischen Arzt und Patient enthalten ist. Ein hierarchisches Verständnis der Arzt-Patient-Beziehung wird der heutigen gesellschaftlichen Realität nicht mehr gerecht. Die Unangemessenheit und Unfruchtbarkeit dieser Sichtweise wird vor allem deutlich, wenn Menschen dazu motiviert werden sollen, medizinisch erwünschtes Verhalten zu praktizieren: besonders bei Abhängigkeitserkrankungen sind Informationen, Appelle oder Anweisungen ("*Rauchen ist gesundheitsschädlich. Hören Sie damit auf!*") fast wirkungslos und führen oft zu Reaktanz.

Bei chronischen Erkrankungen mit komplexen Therapien, die vielfältig in das Leben und den Alltagsablauf eingreifen, ist eine schlichte Verordnungstreue kaum vorstellbar; allein deswegen nicht, weil der Betroffene dann für jede Situation eine Anweisung bräuchte. Es ist gar nicht möglich, bei neuen Situationen im Alltag immer wieder um Rat zu fragen. Die früher übliche Verordnung eines restriktiven Regelsystems (kein Zucker, feste Zeiten, feste Kohlenhydratmengen) wird den Wechselfällen des Alltags nicht gerecht und konnte in ihrer Starrheit von vielen Betroffenen ohnehin nicht befolgt werden.

Das Compliance-Handbuch von Haynes, Taylor und Sackett (1979) zeigte deutlich, dass ein großer Teil der Patienten mit chronischen Erkrankungen "non-compliant" war (beim Diabetes 50-70 % je nach geprüfter Variable). Die Autoren fanden in ihrem Forschungsüberblick eine Fülle von Gründen, die zu dieser "Non-Compliance" führten, und sie nennen Möglichkeiten, mit denen die "Verordnungstreue" in Zukunft verbessert werden könnte. Fasst man diese Veränderungen zusammen, so verlässt man bald die Basis des Compliance-Modells, etwa wenn man erfährt, dass eine bessere Compliance (?) entsteht, wenn die Patienten selbst entscheiden dürfen. Der chronisch kranke Patient braucht eine Handlungsstrategie, in der er selbst behandlungsbezogene Entscheidungen unter Risiko treffen kann. Diese kann er bei Bedarf mit dem Arzt später besprechen.

In den späten achtziger Jahren griffen die Arbeitsgruppen um Bob Anderson, Martha Funnell und Catherine Feste den in den politischen und Sozialpsychologie bereits eingeführten Begriff des "Empowerment" für die Behandlung von Diabetikern auf (Funnell et al. 1991). Empowerment ist ein Ausdruck für den allgemeinen, natürlichen Entwicklungsprozess, durch den Menschen die Beherrschung ihrer eigenen Angelegenheiten erreichen.

In der Psychologie der Bürgerbewegungen und der Entwicklungshilfe war klar geworden, dass es viel erfolgreicher war, Menschen zu unterstützen, ihre eigenen Angelegenheiten auf ihre Weise in die Hand zu nehmen und zu beherrschen, anstatt ihnen von außen Ziele und Hilfsmittel zur Erreichung vorzugeben (z.B. bei der Beseitigung von Müll und der Verschönerung von Stadtteilen). Es erschien diesen Autoren naheliegend, dass auch die Diabetestherapie vor allem die alltägliche Beherrschung einer eigenen Angelegenheit sei und dass diese auf eine ähnliche Weise besser als vorher zu erreichen sein müsste: nämlich durch Hilfe bei der Realisierung der eigenen Therapieziele im individuellen Lebenszusammenhang. Der Berater ist dann nicht mehr vor allem Lehrer, der Wissen vermittelt, sondern jemand, der dem Betroffenen auf seinem Weg zu seinen eigenen Zielen Steine aus dem Weg räumt (☞ Abb. 1.2).

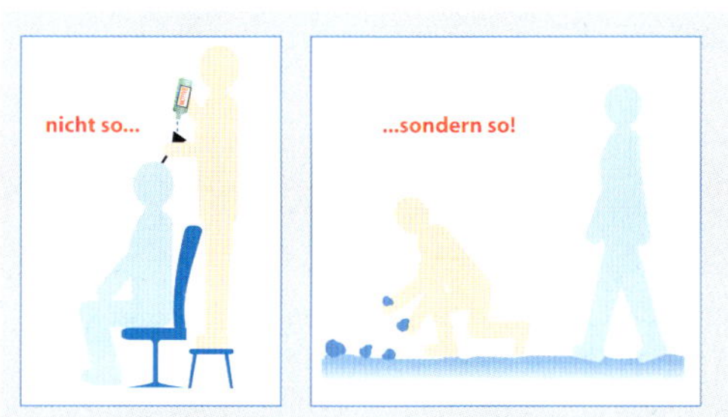

Abb. 1.2: Nicht so - sondern so (nach: Empowerment für Menschen mit Diabetes, 1997, S. 13).

Zu einem wesentlichen Teil ist dies ein Wiederaufgreifen des alten Gedankens der "Hilfe zur Selbsthilfe" in der Sozialarbeit der Jahrhundertwende. Anderson et al (2000) weisen darauf hin, dass es gar nicht möglich ist, dem Patienten die Therapie "abzunehmen", weil dies Grundtatsachen des Lebens mit der Erkrankung widerspricht (☞ Tab. 1.1).

1.	Den größten Einfluss auf Gesundheit und Wohlbefinden haben die alltäglichen Entscheidungen der Betroffenen selbst.
2.	Die Betroffenen treffen diese Entscheidungen selbst, egal, in welcher Weise Berater versuchen, diese Entscheidungen zu beeinflussen.
3.	Die Folgen dieser Entscheidungen treffen vor allem die Betroffenen selbst, professionelle Berater können den Betroffenen von diesen Konsequenzen nichts abnehmen. Diabetes und die Selbsttherapie gehören dem Betroffenen.

Tab. 1.1: Warum der Mensch mit Diabetes selbst entscheiden muss.

Die Wende zum Empowerment ist nicht allein ein verändertes Handeln aus der Erkenntnis, dass Empfehlungen, Anweisungen und andere machtorientierte Verhaltensweisen keinen Erfolg haben und die Beziehung zum Betroffenen verschlechtern. Sie geht einher mit einer Veränderung des Menschenbildes und einer Neubestimmung der Rollen von Ärzten und Patienten: der Patient wird als ein Mensch mit eigenen Wünschen und Bedürfnissen ("Betroffener") gesehen, dem der Arzt ("Berater") Hilfen zur Realisierung persönlicher Ziele gibt. Der Berater hat weder Recht noch Möglichkeiten, individuelle Motive des Betroffenen zu verändern. Er bietet ihnen den Raum, über ihre Ziele, Gefühle und Handlungen zu reflektieren und unter Zuhilfenahme neuer Informationen ihre Prioritäten erneut zu bestimmen. Tabelle 1.2 zeigt einen Vergleich von Compliance und Empowerment hinsichtlich ihrer wesentlichen Aspekte.

Heute ist weitgehend klar, besonders in der angloamerikanischen Literatur, dass Compliance für die Therapie chronischer Erkrankungen kein tauglicher Begriff ist, und in neueren Kompendien findet sich der Begriff immer seltener. Auch der weichere Nachfolgebegriff der "Adherence" aus den 90er Jahren, mehr verstanden als Einhaltung selbstgesteckter Therapieziele, wird kaum noch benutzt (zur Kritik Glasgow & Anderson 1999). In der klinischen Praxis in Deutschland gibt es immer noch Rehabilitationsversuche für die Compliance. Man sagt dann z.B., es sei ja nicht nur die Compliance des Patienten, sondern auch die des Arztes (in bezug seine Befolgung ärztlicher Behandlungsprinzipien), die für den Behandlungserfolg den

Dimension	Compliance-Ansatz	Empowerment-Ansatz
Hilfe	beim Befolgen fremdgesetzter Regeln	zur Selbsthilfe
Nutzen der Therapie	wird *a priori* höher als Kosten veranschlagt	wird im Dialog mit den Betroffenen bestimmt
Schulungs-inhalte	Wissen und Fertigkeiten zur Diabetes-Selbsttherapie	1. individuelle Ziele 2. Wissen und Fertigkeiten zur Diabetes-therapie
Behandlungs-ziel	Compliance	Selbstverantwortung
Verantwor-tung	Experte setzt Therapieziele, Patient führt aus	Betroffener entscheidet selbst, Experte berät
Vorschläge	macht der Experte	macht der Betroffene
Gesundheits-definition	eng: körperlich	weit: biopsychosozial

Tab. 1.2: Compliance und Empowerment im Vergleich (nach Funnell et al., 1991).

Ausschlag gebe. Damit wird dann oft die Compliance-Forderung an den Patienten erneut legitimiert (und die Einhaltung von Gesprächs- und Therapieprinzipien durch den Arzt meist nicht weiter beachtet).

Es geht aber in der Beratung und Behandlung nicht so sehr darum, inwieweit sich Patient und Arzt an festgelegte Behandlungsnormen oder -pflichten halten, sondern darum, ob es beiden gelingt, in einen offenen, partnerschaftlichen und ergebnisoffenen Dialog über den Behandlungsprozess zu treten. Gelingt es einem Dialogpartner nicht, sich an Normen oder Absprachen zu halten, so können die Gesprächspartner versuchen, eine besser realisierbare Vereinbarung im gegenseitigen Einvernehmen zu treffen. Der Empowerment-Ansatz ist dialogisch. Er sieht die Diabetestherapie vor allem als eine Serie informierter Entscheidungen des Betroffenen, der dabei vom medizinischen Team mit Information, Anregung und Unterstützung begleitet wird. Der Ansatz findet in den letzten Jahren immer größere Verbreitung und wurde Bestandteil wichtiger Stellungnahmen (Consensus Guidelines for the Management of Insulin-Dependent (Type I) Diabetes der European IDDM Policy Group 1993, National Standards for Diabetes Self-Management Education der ADA 2002, Diabetes National Service Framework der BDA 2002). Eine wachsende Zahl von Angehörigen medizinischer Berufe beginnt, das zugrundeliegende Reiz-Reaktions-Modell mit seiner hierarchischen Vorstellung der Arzt-Patient-Beziehung zu verlassen und zu einem Dialogmodell zu kommen.

Compliance und Empowerment sind keine Frage der Wahrheit, sondern eine Frage von Sichtweisen, Philosophien oder "Paradigmen". Sie sind unterschiedliche Lösungsversuche für die Aufgabe, die Patienten/Betroffenen so zu beraten, dass sie Möglichkeiten von Therapien zu ihrer eigenen Zufriedenheit für sich nutzen können. Viele professionelle Berater, die nach dem Empowerment-Ansatz arbeiten, berichten, dass sie neben einer verbesserten Patientenzufriedenheit selbst eine bessere Beziehung zum Patienten aufbauen können und auch zufriedener mit ihrer Arbeit werden.

1.2.1. Was sind die wesentlichen Ziele des Empowerment-Ansatzes in der Therapie chronischer Erkrankungen?

Es gibt dazu eine engere und eine weitere Auffassung. Die engere Auffassung geht davon aus, dass Betroffene aus Einsicht in die Notwendigkeit ihre Ressourcen dafür einsetzen, möglichst viel für ihre Gesundheit zu tun, dafür kämpfen, Barrieren überwinden usw. Diese engere Auffassung ist eigentlich nur ein verkleideter Compliance-Ansatz. Ausgehend von der apodiktischen Auffassung, dass jeder Mensch vor allem an seiner Gesundheit interessiert sei, versucht man, an dieses Gesundheitsmotiv zu appellieren, ohne den Betroffenen danach zu fragen, was er denn wirklich selbst für seine Gesundheit tun möchte.

Die weitere Auffassung sieht das Empowerment darin, dass der Betroffene in erster Linie eine eigene Entscheidung trifft, wie viel er für die Gesundheit tun will, wobei ihm die Zielsetzung und die inhaltliche Gestaltung dieses Tuns selbst überlassen bleibt. Denn es ist keineswegs klar, wie stark Gesundheitsmotive im individuellen Fall sind. Will man Betroffenen dabei helfen, ihre vorhandene Gesundheitsmotivation zu steigern, muss zunächst einmal klar sein, was dem einzelnen die Gesundheit bedeutet und was er von sich aus bereit ist, für seine Gesundheit zu tun (vgl. Rollnick et al 1999). Dies ist die Basis für weitere Gespräche, in denen die Möglichkeiten ausgelotet werden, ob der Betroffene mehr für seine Gesundheit tun möchte und tun kann.

1.2.2. Wie lassen sich die Rollen von Beratern und Betroffenen im Paradigma des Empowerment-Ansatzes konkretisieren?

Es gibt hierzu verschiedene Antworten. Anderson & Funnell (2000) warnen vor einer zu starken Operationalisierung, da es letztlich die veränderte Sichtweise des Patienten als gleichberechtigten Partner sei, die den Ausschlag gebe. Die Aufgaben der Betroffenen werden im Empowerment-Ansatz unter verschiedenen Überschriften definiert:

- Selbstmanagement (Kanfer, Reinecker und Schmelzer 1995)
- Kompetenz
- Partizipation
- Autonomie oder
- Unabhängigkeit

Gemeinsam ist die allgemeine Zielvorstellung, dem Betroffenen dabei zu helfen, eigene Bedürfnisse zu klären und zu entscheiden, was und wie viel er für seine Gesundherhaltung tun will. Der Berater stellt dem Betroffenen das dazu notwendige Material zur Verfügung und gibt ihm Unterstützung.

Der "Empowerment-Berater" betrachtet es als seine Aufgabe, das Gespräch mit dem Betroffenen im wesentlichen durch Fragen so zu strukturieren, dass dieser seinen eigenen Weg finden kann (vgl. Abb. 1.1). In diesem Sinn übernimmt er im Gespräch die Führung, wobei er dem Betroffenen Raum gibt, über sich selbst zu reflektieren und selbst Lösungen zu finden. Dies geschieht vor allem in der Form des Aktiven Zuhörens, einer besonderen Form des Zuhörens, die in der personzentrierten Psychotherapie entwickelt wurde (vgl. Hirsch und Nilsson 1997). Der Berater erkennt die Bedürfnisse des Betroffenen an berücksichtigt sie in der gemeinsamen Therapieplanung, so weit ihm dies ethisch und medizinisch vertretbar erscheint. Er gibt, wenn der Patient dies wünscht, Informationen und macht auch Vorschläge, wobei er darauf achtet, wie der Betroffene diese erlebt und welche Schlussfolgerungen er für sich daraus zieht ("Wie stehen Sie zu dieser Möglichkeit?").

Rollnick, Mason und Butler (1999) betonen, dass personzentrierte Berater mit den Patienten zu Beginn eines Kontakts die Bedürfnisse und Aufgaben (Rollen) der Gesprächsteilnehmer klären und darüber eine Übereinkunft erzielen sollten. Den Autoren kommt das Verdienst zu, das Gespräch zwischen Arzt und Patient, das eine informierte Entscheidung des Betroffenen ermöglichen soll, in Teilschritte zerlegt zu haben, für die sie den Beratern hilfreiche Durchführungshinweise geben und Negativlisten, welche (verbreiteten) Handlungsweisen diesem Ziel nicht förderlich sind. Der Berater zur Veränderung des Gesundheitsverhaltens steht strukturell vor mehreren Aufgaben, die er zu lösen versucht (☞ Tab. 1.3).

Die Schritte 1 bis 3 entsprechen der Diagnose der Situation des Patienten, 4 und 5 dienen der Steigerung der Veränderungsmotivation durch Lokalisieren, Klären und Anregen der Motive des Betroffenen (Therapie im konventionellen Denkmuster). Die Stufen 6 und 7 begleiten den gesamten Beratungsprozess als Unterstützung der eigenen Aktivität des Betroffenen.

Historisch ist die Frage interessant, wie es zum Paradigmenwechsel in Richtung auf Empowerment kommt. Die Wissenschaftstheorie beschäftigt sich seit langem damit, wie Paradigmen entstehen und wie sich ein Paradigmawechsel ankündigt. Oft ist es die wiederholte falsche Vorhersage aufgrund eines Paradigmas, die zu einem Wechsel der Sichtweise herausfordert: So galt es allgemein als gesichertes Ergebnis der Compliance-Forschung, dass die Compliance um so schlechter sei, je komplizierter die Behandlung ist. Im Compliance-Modell war daher die Prognose, dass eine intensivierte Insulintherapie (ICT) wegen ihrer Kompliziertheit

Aufgabe		Gesprächsmittel
1.	Beziehung herstellen	Angemessene Gesprächsumgebung, Offenheit; offene Fragen, Interesse, keine Wertungen und Ratschläge, typischen Tag erzählen lassen
2.	Therapievereinbarung	Was möchte der Patient besprechen/ändern? In welcher Reihenfolge sollen die Ziele bearbeitet werden? Welche Hilfen wünscht der Patient (nicht)? (Aktives Zuhören)
3.	Klären von Wichtigkeit, Vertrauen in Veränderungserfolg und Veränderungsbereitschaft	• *Wichtigkeit*: Wie wichtig finden Sie im Moment diese Veränderung? Warum ist es wichtig? Was würde es für Sie noch wichtiger machen? • *Vertrauen in Veränderungserfolg*: Wenn Sie jetzt mit der Veränderung beginnen würden, wie sicher wären Sie, dass Sie ihr Ziel erreichen (z.B. bewerten mit "0 = gar nicht sicher" bis "10 = sehr sicher")? • *Bereitschaft*: Wie bereit sind Sie, etwas zu ändern ("0 = gar nicht" bis "10 = sehr bereit")?
4.	Wichtigkeit prüfen	Was stört Sie an X? Sorgen besprechen, Vor- und Nachteile bewerten. Wie wäre es, wenn Sie die Veränderung erreichen?
5.	Bereitschaft und Vertrauen auf Erfolg aufbauen	Was könnte Ihre Bereitschaft erhöhen? Welche Lösungsmöglichkeiten können Sie sich vorstellen? Wie haben Sie früher ähnliche Probleme gelöst?
6.	Informationsaustausch	Informationen nach Bedürfnis des Patienten, Bitten um eine eigene Bewertung
7.	Veränderungswiderstand verringern	Persönliche Entscheidung des Betroffenen betonen; wiederholte Bewertung von Wichtigkeit, Bereitschaft und Vertrauen in Erfolg; Zurückhaltung und aktives Zuhören

Tab. 1.3: Aufgaben des Beraters im Beratungsgespräch (nach Rollnick et al. 1999).

nicht von einer größeren Zahl von Patienten akzeptiert würde. (In der DCCT-Studie, die 1983 begonnen wurde, nahm man daher noch an, dass die intensivierte Therapie zu einer Verschlechterung der Lebensqualität führen werde.) Die Geschichte der ICT in Deutschland zeigte das Gegenteil. Hier wurde eine sehr komplexe Therapie (gegenüber der konventionellen Insulintherapie) von der Mehrheit der Typ 1-Diabetiker mit erheblich verbesserten Ergebnissen der Selbstbehandlung, besserer Lebensqualität und Zufriedenheit übernommen.

Die Auflösung dieses Rätsels ist einfach: Man hat sehr bald in der Schulung zur ICT in Deutschland begonnen, den Betroffenen die Selbstverantwortung für die Gestaltung der Therapie zu geben, weil es wegen der vielen notwendigen und unprognostizierbaren Entscheidungen im Alltag gar nicht anders ging. Dadurch entstand eine ganz neue Dynamik, die nicht mehr in Begriffen wie "Therapieverordnung" und "Einhaltung von Anweisungen" beschreibbar ist. Durch die Schulung in ICT wurde eine bis dahin behinderte Eigenaktivität der Betroffenen in der Therapie freigesetzt, mit denen die Betroffenen ihre Therapieziele und eine flexible Lebensführung erreichen konnten. Dies war kein von außen steuerbarer Prozess, sondern gründete wesentlich auf Kreativität und Engagement der Betroffenen. Begünstigt wird der Paradigmenwechsel von der allgemeinen Demokratisierung vormals hierarchischer Verhältnisse, die unbefragte Autoritäten zur Offenlegung ihrer Interessen auffordert und auf Vereinbarungen unter gleichberechtigten Partnern setzt.

Es existieren unterschiedliche Auffassungen darüber, inwiefern der Empowerment-Berater im Gespräch über Gesundheitsverhalten wirklich neutral sein kann. Können sie es aushalten, dass Betroffene sich auch gegen Maßnahmen zur Gesunderhaltung entscheiden? Gesundheitsberater sind nicht desinteressiert an Entscheidungen der Betroffenen, sie möchten allein aus Gründen der professionellen Sozialisation normalerweise, dass diese sich mehr für ihre Gesundheit einsetzen. Dörner (2000) spricht in diesem Zusammenhang von einer maternalistischen Grundhaltung des guten

Arztes, der den Patienten schützen und seine Gesundheit erhalten will: der gute Arzt sorge sich um die Gesundheit des Patienten und bringe dies in Sprache und Handeln zum Ausdruck. Dörner macht aber in seinen Beispielen auch deutlich, das auch er letztlich den Bedürfnissen und Entscheidungen des Patienten folgen würde.

In der letzten Zeit findet der Gedanke des Empowerment weitere Unterstützung in den ethischen Überlegungen zu den Rollen von Patient und Arzt/Berater und zur Aufklärungspflicht des medizinischen Experten über die Haupt- und Nebenwirkungen von alternativen Behandlungsmöglichkeiten (Mühlhauser & Berger 2000). Wenn zu Recht gefordert wird, der Patient müsse alle wesentlichen Aspekte einer Therapie erfahren, um eine informierte Entscheidung treffen zu können, so sind damit Appelle des Arztes, eine bestimmte Therapie durchzuführen, nicht mehr legitim. Der Arzt wird vielleicht bei komplizierter Forschungslage vom Betroffenen gefragt, wie er selbst in dieser Situation entscheiden würde. Er kann dazu seine subjektive Stellungnahme abgeben, sollte aber den Patienten darauf aufmerksam machen und fragen, ob dies in seiner Lebenssituation evtl. anders entschieden werden sollte. Hier braucht der Patient den Arzt vor allem als ehrlichen Makler.

Insgesamt hat die demokratische Entwicklung zu immer mehr Patientenbeteiligung geführt. Es hat den Anschein, dass die Patientenmitbestimmung außer in der Selbstbestimmung von Therapien auch bei der Erstellung von Behandlungsrichtlinien, der Qualitätssicherung und in der Planung der Gesundheitsversorgung in Zukunft eine wichtige Rolle einnehmen wird. Es bedarf der Aufmerksamkeit und des Engagement der Betroffenen, diese Rechte einzufordern.

1.2.3. Literatur

1. American Diabetes Association (2002) National standards for diabetes self-management education. Diabetes Care 25, Suppl 1, S140- S147

2. Anderson B, Funnell M (2000) The art of empowerment. Alexandria: American Diabetes Association

3. Cradock S, Shaw K (2002) The diabetes national service framework: setting the standard. Practical Diabetes International 19(1), 2-4

4. Dörner K (2001) Der gute Arzt. Lehrbuch der ärztlichen Grundhaltung. Stuttgart: Schattauer

5. European IDDM Policy Group (1993). Consensus Guidelines for the Management of Insulin-Dependent (Type I) Diabetes. Bussum: Medicom Europe BV

6. Funnell MM, Anderson RM, Arnold MS, Barr PA, Donnelly M, Johnson PD, Taylor-Moon D, White NH (1991). Empowerment: an idea whose time has come in diabetes education. Diabetes Educator 17, 37-41

7. Glasgow RE, Anderson RW (1999) In diabetes care, moving from compliance to adherence is not enough. Something entirely different is needed. Diabetes Care 22(12), 2090-2092

8. HaynesRB, Taylor DW, Sackett DL (1986) Compliance Handbuch. 2. Auflage. München: Verlag für angewandte Wissenschaften (engl. original Compliance in health care 1979)

9. Hirsch A (1995) Von der Compliance zum Empowerment: Entwicklungen in der Diabetesberatung. Zeitschrift für Medizinische Psychologie 4, 100- 108

10. Hirsch A, Nilsson A (1997). Empowerment für Menschen mit Diabetes. Arbeitsmaterialien zu den Seminaren "Aktives Zuhören" und "Abgrenzen". 2. Auflage. Bad Homburg: Lilly Deutschland

11. Kanfer FH, Reinecker H, Schmelzer D (1995) Selbstmanagement-Therapie. 2., überarbeitete Auflage. Springer, Berlin

12. Mühlhauser I, Berger M (2000) Evidence-based patient information in diabetes. Diabetic Medicine 17, 823-829

13. Pschyrembel. Klinisches Wörterbuch (2002) 259. Auflage. Berlin: de Gruyter

14. Rollnick S, Mason P, Butler C (1999) Health behavior change. Edinburgh: Churchill Livingstone

1.3. Langzeitbetreuung des Diabetespatienten

1.3.1. Diabetikerbetreuung in den letzten 20 Jahren

Die chronischen Krankheiten sind auf dem Vormarsch:

- Heute leiden in Deutschland nach Meinung führender Experten mehr als die Hälfte der Bevölkerung an zumindest einer chronischen Erkrankung
- Chronische Krankheiten bestimmen den Großteil der direkten Krankheitskosten, insbesondere der volkswirtschaftlichen Kosten durch Produktionsausfälle, Lohnersatzleistungen und vorgezogener Rentenzahlung

- Der Wirtschaftsbericht der OECD aus dem Jahre 1997 zeigt für Deutschland eine Disparität von einerseits Überversorgung, andererseits erheblichen Versorgungsmängeln bei chronischen Krankheiten auf
- Das deutsche Gesundheitssystem ist nach wie vor auf die akutmedizinischen Behandlungsmethoden fixiert, obwohl gerade die Akutmedizin bisher nicht in der Lage war, auf die steigende Zahl chronisch kranker Menschen adäquat zu reagieren

Diabetikerschulung ist seit Jahrzehnten Basis und unbedingt zu fordernder Bestandteil jeder guten Stoffwechseleinstellung.

Die strukturierte Gruppenschulung in der Klinik hat einen hohen Standard erreicht. Dennoch sind Diabetesfolgeerkrankungen auch in den 90er Jahren nicht weniger geworden, die Einstellungsqualität besonders von Typ 2-Diabetikern ist in Deutschland nicht verbessert worden. Die Ziele der St. Vincent-Deklaration, die Folgeerkrankungen um durchschnittlich 30 bis 50 % zu reduzieren, sind in den letzten 10 Jahren vollständig fehlgeschlagen. Die Gründe hierfür sind vielfältig. Bei den Betroffenen, den behandelnden Therapeuten und den Gesundheitspolitikern wird die Erkrankung nach wie vor noch weit unterschätzt. Unzureichende pathophysiologische Kenntnisse und oft ausschließlich ergebnisorientierte Therapiestrategien lassen die Bedeutung der Folgeerkrankungen in der hausärztlichen Praxis unterbewerten. Auch den Patienten fehlt das Problembewusstsein, so lange er symptomfrei ist. Gesundheitspolitiker stehen hilflos vor der rasant beschleunigenden Kostenspirale.

Einer der wesentlichen Hauptgründe für die Zunahme der Folgeerkrankungen liegt aber sicherlich in den bisherigen Betreuungskonzepten. Über 50 % der Folgekosten verschlingt die stationäre Behandlung, in der sich der Patient aber nur wenige Tage im Jahr befindet und wo es letztendlich nur zu einer partiellen Reparatur der Folgeerkrankungen kommen kann.

Die überwiegenden Tage des Jahres wird der Patient ambulant auf hausärztlicher Basis betreut. In dieser Zeit und im Rahmen dieser Betreuung entwickeln sich eben über Jahre und Jahrzehnte die Folgeerkrankungen. Diagnostik und therapeutische Interventionen kommen bekanntermaßen eben meist verspätet zum Einsatz.

Seit den 80er Jahren kristallisiert sich im ambulanten Bereich eine neue Zwischenebene der Langzeitbetreuung heraus in Form von **diabetologischen Schwerpunktpraxen**. Die Schwerpunktpraxis ermöglicht es, ambulant und wohnortnah Einzel- und Gruppenschulungen durchzuführen. Andererseits ist in der Praxis die ambulante, individuelle und kompetente Langzeitbetreuung möglich mit Vorsorgediagnostik und Therapie der Folge- und Begleiterkrankungen. Die Schulung des Diabetikers zur Wissensvermittlung einerseits und Motivationsförderung andererseits ist eben kein einmaliger, sondern ein kontinuierlicher Prozess über das ganze Leben mit Diabetes.

Wie sieht es bei den derzeit etwa 4 bis 5 Millionen Typ 2-Diabetikern in Deutschland zur Zeit aus?

Pro Jahr werden in Deutschland ca. 15.000 Typ 1- und 300.000 Typ 2-Diabetiker neu diagnostiziert.

Situationsanalyse

Erschreckend! Gäbe es eine "Richter-Skala" der chronischen Erkrankungen, so stünde der Diabetes mellitus mit an der Spitze - neben beispielsweise dem Bluthochdruck und anderen Krankheiten des Herz-Kreislaufsystems. Die volkswirtschaftlichen Gesamtkosten in Deutschland liegen allein für Typ 2-Diabetiker bei 16 Milliarden Euro pro Jahr. Das bedeutet pro Patient 4.611 Euro im Jahr. Die gesetzlichen Krankenkassen geben etwa 8 % ihrer Gesamtausgaben für die Behandlung von Diabetikern aus (CODE-2-Studie, Liebl A et al., Dtsch Med Wochenschr 126 [2001]: 585-589), davon werden die Hälfte für stationäre Krankenhausbehandlungen, 27 % für Medikamente und 13 % für ärztliche Behandlungen im ambulanten Bereich ausgegeben.

In Deutschland werden mit 2.173 Euro pro Patient die höchsten Beiträge für die stationäre Betreuung europaweit ausgegeben, wo hingegen im ambulanten Bereich mit 388 Euro pro Patient und Jahr Deutschland europaweit den zweitletzten Platz einnimmt.

Unsere europäischen Nachbarn gehen also mit ihrem Geld besser um. Denn ambulante Behandlung ist für die meisten Patienten genauso effektiv, aber wesentlich billiger.

Das Verbesserungspotential ist groß!

- Trotz hoher Kosten sind die Diabetiker in Deutschland schlecht versorgt. Mehr als die Hälfte aller Typ 2-Diabetiker leidet unter Spätschäden. Ein großer Teil der Typ 2-Diabetiker ist mit einem HbA1c-Wert von über 7,5 % schlecht eingestellt (CODE-2-Studie)
- Das Therapiekonzept vieler Diabetiker in der hausärztlichen Versorgung ist nach wie vor viel zu wenig aggressiv. Zu lange nehmen es Arzt und Patienten hin, dass die bekannten Therapieziele - in der Regel normnahe Einstellung - nicht erreicht werden. Diabetiker liegen besonders in Deutschland oft zu lange stationär in Kliniken, kommen andererseits aber auch viel zu früh in Pflegeeinrichtungen

Die Ursachen des Versorgungsdefizites sind sowohl in der mangelnden Kooperation zwischen Haus- und Fachärzten als auch in der fehlenden Vernetzung der ambulanten und stationären Versorgungsebene zu finden. Das die Vergütungen gegenwärtig rein mengenorientierten Anreizsystem und der honorarpolitische Wettbewerb der Leistungserbringer untereinander wesentliche Ursachen dieser Kooperationsdedefizite sind, stößt auf keinen Widerspruch. Auch die Erkenntnis, dass durch innovative Therapiemethoden wie z.B. die frühzeitige Umstellung auf selbstgespritztes Insulin mit der damit verbundenen verbesserten Stoffwechseleinstellung die Lebensqualität und die Lebensdauer der Patienten erhöht bzw. verlängert werden kann, ist außer Diskussion. Gleiches gilt für die Erkenntnis, dass es notwendig ist, die Patienten selbst mit beginnender Erkrankung als "Co-Produzenten" der Behandlung zu motivieren. Schulungsprogramme, die den Krankheitsverlauf erklären, die Eigenverantwortung des Diabetikers im Umgang mit der Erkrankung im Alltag stärken und zu einer Selbstkontrolle durch den Patienten selbst führen, liegen vor.

1.3.1.1. "Schulung"

Die Schulung und Betreuung in einer diabetologischen Schwerpunktpraxis stellt seit etwa 15 Jahren ein neues Betreuungskonzept dar, das im ambulanten Bereich die Lücke zwischen hausärztlicher und stationärer Betreuung schließt.

Grundüberlegung war, dass geschulte Patienten

- weniger Stoffwechselentgleisungen erleben müssen
- einen verbesserten HbA1c-Wert erfahren
- seltener an Unterzuckerungen leiden
- seltener durch Krankheit dem Arbeitsplatz fern bleiben und
- seltener oder später an Folgeerkrankungen erkranken

Die Unterlassung einer Diabetikerschulung gilt heute als ärztlicher Kunstfehler!

Diesbezüglich sind die Grenzen ambulanter Betreuung in den letzten Jahren deutlicher geworden. Als erstes strukturiertes Schulungsprogramm wurde 1991 vom Zentralinstitut der Kassenärztlichen Bundesvereinigung ein Schulungsprogramm für ältere Typ 2-Diabetiker ohne Insulin eingeführt und bundesweit mit der Ziffer 15 vergütet. Etwa 20 % aller Hausärzte nahmen in den 90er Jahren zusammen mit ihren Arzthelferinnen an diesen dreitägigen Einführungsseminaren teil und erhielten die Qualifikation, in ihrer Praxis diese Schulung umzusetzen. Heute wissen wir leider, dass nur etwa 3 bis 5 % dieser ausgebildeten Hausärzte die Schulung tatsächlich durchgeführt haben. Das heißt, die Struktur- und Prozessqualität der hausärztlichen Praxis hat sich bezüglich der Diabetikerbetreuung in diesem Punkt kaum geändert. Der Hauptgrund lag einerseits sicherlich am ökonomischen Bereich, denn die Vergütung durch die Krankenkassen lag nur bei 15 DM pro Patient und Schulung einer Schulungseinheit über ca. 2 Stunden. Die relativ geringe Zahl von Neumanifestationen pro Praxis erlaubte ebenfalls keine kostendeckende Durchführung und Umorganisation der Praxisstruktur. Auch der fortschreitende Qualitätsverlust durch die viel zu selten erbrachte Schulungsleistung in der hausärztlichen Praxis trug nicht zur Qualitätsverbesserung bei.

1.3.1.2. Schwerpunktpraxis

Aus diesen Gründen förderte die Arbeitsgemeinschaft niedergelassener diabetologisch tätiger Ärzte (AND e.V.) seit 1988 die Entwicklung von Schwerpunktpraxen. Wohnortnah übernehmen Schwerpunktpraxen heute im Auftrage des Hausarztes (konsiliarisch) als dessen ambulanter Partner aufwendigere Schulungsprogramme zu unterschiedlichen Diabetestypen und Begleit- und Folgeerkrankungen. Generalisten und Spezialisten bauten so in den 90er Jahren ein feinmaschiges Netz der ambulanten Betreuung auf, durch das die Diabetiker eigentlich nicht mehr fallen können.

1.3.1.3. Drei-Stufen-Modell

1. Der diabetologisch qualifizierte Hausarzt

Hier wird jeder Diabetiker regelmäßig und kontinuierlich betreut im Sinne der Grundversorgung und Basisschulung.

2. Die diabetologische Schwerpunktpraxis

Hier erfolgt die Schulung und Neueinstellung z.B. zur intensivierten konventionellen Insulintherapie (ICT), insbesondere bei allen neumanifestierten Typ 1-Diabetikern und Typ 2-Diabetikern im jüngeren und mittlerem Lebensalter. Des Weiteren werden erweiterte Schulungsangebote zur Wissensvermittlung und Motivationsförderung für Typ 2-Diabetiker angeboten in Verbindung mit Schulungen zu Folgeschäden wie z.B. zur Nephropathie, Retinopathie, Polyneuropathie, zur Pumpentherapie, zur Schulung von Jugendlichen und schwangeren Diabetikerinnen und zum Gestationsdiabetes. Ein wichtiges Schulungsfeld ist auch das diabetische Fußsyndrom - Primärprophylaxe und Therapie und Sekundärprophylaxe.

3. Die stationäre Diabetikerbetreuung

Dritte Stufe ist die stationäre Diabetikerbetreuung, die nur in qualifizierten diabetologischen Schwerpunktabteilungen erfolgen sollte. Sie wird dann in Anspruch genommen, wenn die Versorgungsebenen 1 und 2 eine Lösung des Diabetesproblems nicht erreichen.

Die Schwerpunktpraxis versucht Patienten nach ganzheitlichen Gesichtspunkten zu betreuen und berücksichtigt hierbei psychosoziale und emotionale Probleme der Betroffenen. Es werden Wissen, Fähigkeiten und Fertigkeiten vermittelt, so dass die Patienten eigenverantwortlich mit ihrem Diabetes umgehen. Das Ziel ist, keine Standardschulung durchzuführen, sondern den Patienten dort abzuholen, wo er steht. Schulung ist also mehr als nur reine Wissensvermittlung. Diese ist sicherlich erstes Ziel bei der Schulung zu Beginn der Diabeteserkrankung. Die weiteren Wiederholungsschulungen im weiteren Verlauf der Erkrankung haben mehr motivierenden Charakter. Denn nur so lässt sich letztlich die Lebensqualität verbessern oder erhalten und Folgen minimieren.

> Ein gut motivierte und geschulter Patient nimmt, wie Untersuchungen zeigen, auch wesentlich häufiger Kontakt zum Arzt auf. Nur ein Diabetiker, der sein eigener Arzt ist, erkennt, dass er einen Oberarzt (Diabetologen) braucht.

Wesentliche Inhalte der Strukturqualität der Diabetikerbetreuung wurden von der Deutschen Diabetes-Gesellschaft entwickelt. Seit Anfang der 90er Jahre wird der **Diabetologe DDG** von der Fachgesellschaft definiert, ein Ausbildungs-Curriculum angeboten mit Prüfung und anschließender Zertifikation. Es wird eine zweijährige Fortbildung in einer Fachabteilung gefordert in Analogie zu anderen fachärztlichen Zusatzbezeichnungen. Gleiches gilt für die Ausbildung der **Diabetes-Beraterin DDG**, die nach einer mehrmonatigen Zusatzausbildung sich zunächst im stationären Bereich, zunehmend auch im ambulanten Bereich verbreiten. Auf der hausärztlichen Betreuungsebene wurde vor wenigen Jahren zusätzlich die **Diabetes-Assistentin DDG** eingeführt. Hierbei handelt es sich vorwiegend um weiterqualifizierte Arzthelferinnen, die nach einer ca. sechswöchigen Ausbildung die Betreuung und Schulung beim diabetologisch qualifiziertem Hausarzt übernehmen. Somit setzen sich die Betreuungsteams der Schwerpunktpraxen je nach Entwicklungsstand und ökonomischen Bedingungen (Diabetes-Verträge) zusammen aus einem Diabetologen DDG, einer Diabetes-Beraterin, mehreren Diabetes-Assistentinnen und fakultativ auch aus zusätzlichen Fußpflegern, Psychologen oder Krankengymnasten mit Sport- und Bewegungsangeboten.

Entscheidend für die Akzeptanz der Schwerpunktpraxen durch Patienten, Hausärzte und Kostenträger ist aber nicht nur die oben beschriebene Strukturqualität einer Praxis, sondern auch Ihre Ergebnissqualität. Die Langzeiteffekte der stationären Schulungen in den Kliniken sind heute bei weitem hinter den erhofften Erwartungen zurückgeblieben. Zwar zeigen Nachfolgebeobachtungen stationär geschulter Patienten nach 6 bis 12 Monaten noch eine gute Beurteilung von HbA1 und Lebensqualität. Nach 3 Jahren sind die Schulungseffekte jedoch fast nicht mehr nachweisbar, wenn ambulant eine qualifizierte diabetologische Langzeitbetreuung fehlt. Die Einstellungsqualität bei Typ 1-Diabetikern nach einmaliger stationärer Schulung zeigt in einer Studie, dass nach 3 Jahren fast wieder die schlechten Ausgangswerte wie vor der Schulung erreicht wurden (9,9 % HbA1 vorher und 9,3 % HbA1 3 Jahre nach der Schulung, Viktor Jörgens 1993). Zum direkten Vergleich konnten wir in einer Praxisstudie (Schwerpunktpraxis Dr. med. Ralph Bierwirth) aus dem Jahre 1994 bei 255 ambulant geschulten Patienten nachweisen, dass nicht nur nach 1 Jahr eine HbA1c-Verbesserung um ca. 1,5 % möglich war auf einen Durchschnitts-HbA1c von 6,9 %, sondern durch ständige Wiederholung der Schulungsinhalte und gezielte ambulante Langzeitbetreuung nach 3 Jahren die verbesserte Stoffwechseleinstellung konstant zu halten war. Bestätigt werden konnten ähnliche Ergebnisse in einer größer angelegten AND-Studie über 2 Jahre aus dem Jahre 1997 (Studienleiter Dr. med. Helmut Hasche, Bad Kissingen). In 5 Schwerpunktpraxen konnte die Krankenhausverweildauer pro Jahr von 14,6 Tagen auf 2,3 Tage reduziert werden und die Arbeitsunfähigkeitstage von vorher 11,5 auf 1,9 Tage pro Jahr verringert werden. Das bedeutet, dass die Krankenkassen für einen in der Schwerpunktpraxis betreuten Diabetiker ca. 22 Tage weniger Krankenhaustageskosten pro Jahr zu finanzieren haben als für einen Patienten, der in einer Hausarztpraxis betreut wurde.

Gerade die stationären Versorgungskosten verursachen die Kostenexplosion bei Diabetikern. In der CODE-2-Studie, die eine Kostenanalyse der hausärztlichen Typ 2-Diabetiker beschreibt, entfallen ca. 50 % der Gesamtkosten auf die Finanzierung der stationären Behandlung (Liebl A, Spannheimer A, Reitberger U, Wagenpfeil S, Görtz A, Aktuelles Diabetesmanagement für Typ 2-Diabetes in Deutschland, Ergebnisse der CODE-2-Studie, Diabetes und Stoffwechsel 11(2002), 55-61). Dem gegenüber beschreibt die TEMPO-Studie, dass bei den stationären Kosten ein erhebliches Einsparpotential besteht, wenn ambulant vorübergehend eine fachspezialisierte, diabetologische Mitbehandlung erfolgt. Die Mitbetreuung in einer diabetologischen Schwerpunktpraxis zeigt die TEMPO-Studie in ihrer Kosten-Nutzen-Analyse. Der vergleichbare stationäre Kostenanteil von 50 % Krankenhauskosten (hausärztliche Betreuung) konnte in der Versorgungsebene 2 (Schwerpunktpraxis) auf 6 % gesenkt werden (Bierwirth R et al. Die TEMPO-Studie: Kostenanalyse in der diabetologischen Schwerpunktpraxis mit Definition diabetischer Risikoprofile, Diabetes und Stoffwechsel 12 (2003), 83-94).

1.3.1.4. Versorgungspyramide

Einer Umfrage unter Diabetikern zeigte, warum sie aus Patientensicht eine stationäre Klinikeinweisung ablehnten und lieber ambulant weiterbehandelt werden wollten (Prof. Dreyer, Hamburg):

- Sorge um Angehörige und Haustiere
- Furcht vor Verlusst des Arbeitsplatzes
- Angst vor dem Krankenhaus

"Wer nicht hören will muss fühlen" - diesen Satz hört man noch oft, wenn Typ 2-Diabetiker auf Insulin umgestellt werden. Die Spritze als verdiente Strafe für Diätmuffel und *ultima ratio* für den Arzt. Doch sollte Insulin nicht als Notlösung, sondern gezielt und frühzeitig im Krankheitsverlauf eingesetzt werden, zumal die Wirkung von vielen blutzuckersenkenden Tabletten zeitlich begrenzt ist. Mit der Einführung der ambulanten Diabetikerschulung ist Insulintherapie heute zweifelsohne auch ambulant möglich. Dies spart erhebliche stationäre Kosten.

> Es war ein deutsches Spezifikum, dass zur Insulinneueinstellung unabdingbar eine stationäre Einweisung von Nöten war. Durch die ambulanten Diabetesnetzwerke wird gerade bei dieser Indikation ein großer Wandel erkennbar.

Das ambulante Netzwerk umfasst heute über 1.000 Diabetes-Schwerpunktpraxen und ca. 70.000 hausärztlich versorgende Praxen,von denen sich etwa 20 bis 25 % diabetologisch zusatzqualifiziert haben.

- Bei einer Diabetesneuentdeckung ohne Stoffwechselentgleisung sollte zunächst eine ambulante Schulung für Patienten mit Typ 1- und Typ 2-Diabetes angestrebt werden
- Dieser Behandlungserstmaßnahme (Schulung und Therapieplanung) schließt sich eine diabetologische Langzeitbetreuung an mit Therapieanpassung, die dem dynamischen Krankheitsbild und den begleitenden Krankheiten wie Hochdruck, Gicht, Hyperlipidämie, Überge-

wicht und Bewegungsmangel usw. Rechnung trägt

Die Vorzüge der Betreuung auf der Schwerpunktpraxisebene liegen also, wie oben beschrieben, aus der Sicht des Patienten auf der Hand. Es ist eine flexible Anpassung an Einstellungsproblemen möglich, ohne den Lebensrhythmus (Beruf, Ausbildung, Freizeit, Familie) zu stören. Im Gegensatz zu den Möglichkeiten einer großen Klinikambulanz ist in Schwerpunktpraxen die personelle Kontinuität der Betreuer wichtig. Die Beratung ist wohnortnah. Die Leistung wie Individualschulung zu bestimmten Themen (z.B. Berentung, diabetisches Fußsyndrom etc.), ebenso wie Exkursionen in den Supermarkt, Diabetikerstammtisch und Diabetessportgruppen aus dem Praxisklientel heraus sind Zusatzangebote. Fußprobleme bei Diabetikern sind nicht primär ein chirurgisches, orthopädisches, neurologisches oder dermatologisches Krankheitsbild, sondern gehören primär in die Hand eines erfahrenen Diabetologen, der die Therapie dann koordiniert.

Kritisch sehen müssen allerdings alle ambulanten Versorger auch die Grenzen ihrer ambulanten Möglichkeiten. Das unbedingte Erreichen des individuellen Therapieziels muss das Ziel, aber auch die mögliche Grenze der ambulanten Therapie sein.

Sind folgende Punkte nicht erreichtbar, ist unverzüglich ein stationäres Behandlungsangebot einzuleiten:

- unbefriedigende Schulungserfolge trotz ambulanter Schulung
- Stoffwechselentgleisungen wie Hypoglykämien und Koma
- häufige, schwere Unterzuckerungen mit notwendiger Fremdhilfe
- unbefriedigende Einstellung des Nüchternblutzuckers (speziell Dawn-Phänomen)
- Einstellungsprobleme der Basalrate
- diabetische Fußulcerationen ab Wagner II bis III
- angiologische Probleme
- akute Folgeerkrankungen wie Herzinfarkt, Schlaganfall usw.

Für die vollstationäre Versorgung stehen derzeit etwa 250 Kliniken mit Diabetesschwerpunktabteilungen zur Verfügung, zudem 130 Universitätskliniken und Lehrkrankenhäuser und ca. 25 Diabetesfach- und Rehakliniken. Die Auflistung zeigt, dass eine stationäre Schulungsbehandlung immer dann indiziert ist, wenn ambulante Maßnahmen das individuelle Behandlungsziel nicht erreichen lassen. Bei der Erstbehandlung des Typ 1-Diabetes, wenn der Patient in seiner ersten Betroffenheit noch nicht in der Lage ist, viel Eigenverantwortung zu übernehmen und die Hilfe der Klinik und Gruppenatmosphäre sucht, wird stationär betreut.

Auch komplizierte Schwangerschaftsverläufe bedürfen häufig kurz- oder längerfristig einer stationären Behandlung.

Konkurrenz ist fehl am Platz!

Die einfache Regel: Typ 1-Diabetiker gehören in die Klinik und Typ 2-Patienten in die Praxis, ist sicherlich falsch. Die Aufgaben im niedergelassenen Bereich können besser erfüllt werden, wenn eine langfristige Kooperation zwischen Klinik und Praxis ohne Überschneidungen möglich wird. Sicherlich sieht das Gesundheitsstrukturgesetz den freien Wettbewerb um den Kunden Patienten vor, aber dies kann auch zur Verbesserung der Versorgungsqualität beitragen. Es gibt sehr wohl ältere Menschen, die über längere Zeit eine Zuwendung in der Klinik bedürfen. Es gibt aber auf der anderen Seite auch Typ 1-Diabetiker, die auch bei ambulanter Schulung rasch mit ihrer Krankheit umzugehen lernen.

Was wir brauchen, ist ein Drei-Stufen-Modell zwischen diabetologisch geschultem Hausarzt, der Schwerpunktpraxis und der qualifizierten Klinikabteilung. Hierbei müssen sich die ambulanten Betreuungsmodelle wesentlich besser mit den stationären Strukturen verzahnen (integrierte Versorgung).

Es wird sicherlich die Zukunft sein, dass die stationären Diabeteszentren sich ambulant öffnen (teilstationär oder teilambulant) um wirtschaftlich arbeiten zu können. Andererseits werden ambulante Diabetespraxen sich zu größeren Gemeinschaftspraxen zusammenschließen und personell und qualitativ aufrüsten und somit parallel zu den Klinikambulatorien sich entwickeln.

Die stationäre Betreuungsebene ist unverzichtbar!

Wenn zukünftig die Primärschulung fast ausschließlich ambulant erfolgen wird, ebenso wie die primäre Grundeinstellung das regelmäßige Check-up nach dem Gesundheitspass Diabetes, wird sich das Anforderungsspektrum für die stationäre Behandlung wandeln müssen. Die Inhalte der Klinikversorgung können nicht mehr die Primärschulung des Diabetikers sein. Das Vorhalten dieses Schulungsangebotes ist stationär viel zu teuer und viel zu realitätsfern vom Alltag des Patienten. Das Klinikangebot muss sich vielmehr konzentrieren auf den sogenannten "schwierigen Fall". Hierzu zählt die Motivations- und Empowermentschulung des sogenannten Noncompliance-Patienten, der schon mehrfach ambulant vorgeschult wurde. Diese Schulung sollte möglichst losgelöst vom sozialen und beruflichen Umfeld des Patienten stattfinden und in der Ruhe und Konzentriertheit einer Klinikabteilung durchgeführt werden. Andererseits besteht ein erheblich zunehmender Bedarf an stationär betreuten Fußpatienten, die ambulante wegen fehlender Ruhigstellung des Fußes, fortschreitenden Infektionen und Beteiligung von Sehnen, Gelenken und Knochen stationär behandelt werden müssen. Neben der gezielten Fußschulung müssen hier vor allem stationäre Betten mit interdisziplinärer Betreuung (Diabetologe, Angiologe, Gefäßchirurg, Neurologe, Orthopäde, medizinischer Fußpfleger, Psychologe usw.) vorgehalten werden. In vielen Fällen ist auch die Neueinstellung auf eine Insulinpumpentherapie für viele Betroffene so komplex, dass sie dies lieber konzentriert in der Abgeschiedenheit einer Klinikabteilung erlernen möchten, als dies nebenbei bei Fortlaufen von Beruf und Familie möglich wäre.

Bei zunehmender Inzidenz und Prävalenz von Diabeteserkrankungen und Folgeschäden können und dürfen also die Klinikabteilungen keine "Auslaufmodelle" sein. Wenn auch einige unwirtschaftlich arbeitenden Abteilungen schließen mussten, so besteht zukünftig ein ebenso wachsender Bedarf an Diabeteskliniken, allerdings mit einem modifizierten Angebot, das eine kooperative Ergänzung zum ambulanten Angebot darstellt. Nicht zuletzt wird auch zukünftig die klinische Diabetologie die Basis sein für die wissenschaftliche Zukunft einerseits, aber andererseits auch der Ort für die qualifizierte Ausbildung des diabetologischen Nachwuchses. Hier dürfen zukünftig keine Ausbildungsengpässe entstehen, besonders dann, wenn die Gebietsbezeichnung Diabetologie im Ärztekammerrecht verankert würde. Die ambulanten Ausbildungsmöglichkeiten sind hier derzeit aufgrund der unsicheren Diabetesvertragssituation noch völlig unzureichend.

Wenn auch die derzeitigen finanziellen Ressourcen und getrennten ambulanten und stationären Budgets hier noch große Gräben offen reißen, wird in Zukunft die Kooperation aller Diabetologen entscheident sein, um die Gesundheitspolitik in die richtige Richtung zu drängen. Bei der Kooperation aller Diabetologen muss und sollte der Patient auf jeden Fall im Mittelpunkt des Geschehens stehen. Denn letztlich wird der Patient mit entscheiden, durch welche Betreuungsebene er versorgt werden möchte. Als mündiger Patient sollte er die Ergebnisse der Qualitätssicherung durch den Gesundheitspass Diabetes und damit seinen eigenen Standort kennen, er sollte Mitakteur sein im Betreuungs- und Versorgungsprozess. Wir ambulant tätigen Diabetologen nennen den Diabetiker "den gesunden Kranken, der mit der ambulanten Diabetesschwerpunktpraxis nicht nur flirtet, sondern einen Bund fürs Leben schließt".

1.3.1.5. Partizipation als Weg aus dem Versorgungsdilemma

Erfahrungen vertraglich strukturierter Diabetikerbetreuung

Auch für die Krankenkassen als Kostenträger führt der Weg aus dem beschriebenen Versorgungsdilemma nur über die Vernetzung der ärztlichen Betreuung.

> Diabetiker bedürfen der lebenslangen, Ebenen übergreifenden Versorgung (integrative Versorgung), um den Erfordernissen dieser chronischen Erkrankung durch qualitätsgesicherte, patientenorientierte Betreuung zu entsprechen.

Ein erster Vernetzungsansatz waren die Diabetesvereinbarungen in Brandenburg und Sachsen von 1993. Mit diesen Vereinbarungen hat die AOK in den neuen Ländern begonnen, die gewachsene Struktur der Dispensaireversorgung zu einer ambulanten Diabetesbetreuung mit Schwerpunktpraxen weiter zu entwickeln. Das strukturpolitische Ziel, eine diagnostisch und therapeutisch anspruchsvolle und kooperative Leistungserbringung zwischen Hausärzten und Schwerpunktpraxen zu iniziieren, wurde durch die fehlende vertragliche Einbildung der Hausärzte verpasst. Ausweichstrategien wie etwa Krankenhauseinweisung von Diabetikern durch Hausärzte, um die Abwanderung von Patienten in Schwerpunktpraxen zu verhindern, wurden verstärkt genutzt. Ausgehend von diesen Defiziten wurde ein Behandlungsmanagement aufgebaut, das mittlerweile drei Generationen von Diabetesverträgen kennt. Die zweite Generation etablierte über definierte Versorgungsaufträge für Haus- und Schwerpunktpraxenärzte eine strukturierte Kooperation in der verttragsärztlichen Versorgung, z.B. AOK Thüringen und Süd-Württemberg 1998, BEK in Westfalen-Lippe 1998, BKK in Nordrhein 1998. In Sachsen-Anhalt und Thüringen wurden dann im Jahr 2000 die dritte Vertragsgeneration umgesetzt, die ambulante und stationäre verzahnt. Hier werden derzeit insbesondere Erfahrungen im Aufbau Ebenen übergreifender Budgets und Entgeldsystematiken gesammelt.

Das Diabetes-Modell in Nordrhein greift

Seit 1. Januar 1998 gibt es einen Diabetesstrukturvertrag zwischen der KV Nordrhein und dem Landesverband der Betriebskrankenkassen Nordrhein-Westfalen. Im April 1999 zogen auch die anderen nordrheinischen Krankenkassen nach und unterzeichneten den Vertrag. Damit wurde erstmals in Deutschland flächendeckend eine besonders gut strukturierte Versorgung von Diabetikern umgesetzt. Wissenschaftlich begleitet wird das Projekt vom Zentralinstitut der kassenärztlichen Versorgung (ZI), das gegenwärtig ein Datenvolumen von über 600.000 Arzt-Patienten-Kontakten und ca. 120.000 Diabetikern aus 1.500 Praxen (KVNO) analysiert. Dies ist weltweit die größte prospektive Studie zur Diabetikerbetreuung im ambulanten Sektor. Vergleichbare Daten zeigen aber auch die Evaluationen der Diabetesverträge in Sachsen. Eine entscheidende Rolle für den Erfolg der Diabetesvereinbarung ist die Compliance der Patienten. Zuvor haben viele betreuende Ärzte vielfältige frustierende Erfahrungen gemacht mit den praktischen Hindernissen, die von Fachverbänden formulierten Empfehlungen und Leitlinienvorgaben zur Einstellung der einschlägigen Messwerte bei ihren seit vielen Jahren betreuten Diabetikern im Alltag tatsächlich konsequent umzusetzen. Um so erfreulicher ist es festzustellen, dass die expliziten Vertragsziele, die Diabetiker kontinuierlicher zu betreuen, sie regelmäßig bestimmten Untersuchungen zu unterziehen und sie im Umgang mit ihrer Diabeteserkrankung zu schulen, bei einem Großteil der Patienten bereits erreicht sind. Im Durchschnitt hat sich in der hausärztlichen Praxis die Einjahres-Kontaktfrequenz von 2,5 Kontakten pro Jahr 1999 auf 2,9 Kontakte im Jahr 2000 erhöht. Mittlerweile sind knapp 75 % der Diabetiker zusätzlich augenärztlich untersucht worden und mehr als die Hälfte (ca. 52 %) wurden bereits geschult. Auch die Quote der insulinneueingestellten Patienten ist dramatisch angestiegen, was aber zu keiner Steigerung des Arzneimittelbudgets geführt hat - es wurde sogar unterschritten. So konnten die mittleren HbA1c-Werte bei der Gruppe von über 21.000 Diabetikern mit hohen Ausgangswerten auf unter 8 % gesenkt werden. Bei etwa 5.000 Diabetikern lag die Senkung bei 2,2 % HbA1c. Besonders in dieser Gruppe kam es zu einer Intensivierung der Therapie, wobei die Insulinbehandlungsrate von 30 auf 46 % stieg. Ebenso kam es zu einer deutlichen Senkung des Blutdrucks, der Herzinfarkthäufigkeit, Reduktion von Schlaganfall, Nierenversagen, Erblindung und Amputationen. Die wissenschaftliche Begleitung der Diabetesvereinbarung durch das ZI hat noch einen wesentlichen Zusatznutzen für die beteiligten Praxen. Sie erhalten pro Quartal vom ZI kurze Reports, in denen die Befundsituation hinsichtlich einer Vielzahl von Parametern der eigenen Patienten im Vergleich zu denen aus anderen Praxen beschrieben werden. Dies ist ein wesentlicher Beitrag zur Qualtitätssicherung der Praxen, die dann in den verpflichtend durchzuführenden Qualitätszirkeln gemeinsam erörtert und verglichen werden.

1.3.2. Zukünftige Betreuungsmodelle im Rahmen von Disease-Management-Programmen

1.3.2.1. Neuorientierung im Versorgungsdschungel

Disease-Management-Programme (DMP´s)

Sogenannte Disease-Management-Programme sollen zukünftig die einzelnen Diabetesstrukturverträge ablösen, die bisher ohnehin nicht flächendeckend, landesspezifisch und sehr unterschiedlich honorierend, regional eingeführt waren. "Strukturiertes Behandlungsprogramm" - das ist eine deutsche Entsprechung für die Bezeichnung DMP's. Dabei geht es darum, genau festzulegen, wie und von wem Patienten mit einer bestimmten, meist chronischen, Erkrankung zu behandeln sind. Die Qualität der Versorgung soll einheitlich für alle Patienten besser werden und die Bedeutung zufälliger Einflüsse in den Hintergrund treten. Der neugebildete Koordinierungsausschuss, in dem Ärzte und Vertreter der Krankenkassen mitarbeiten, soll die Programme erarbeiten. Vier Krankheitsbilder sollen so bundeseinheitlich besser gemanagt werden:

- Diabetes mellitus
- chronisch-obstruktive Atemwegserkrankungen
- Brustkrebs und
- Herz-Kreislauf-Erkrankungen

Die Programme sollen sicherstellen, dass Krankenkassen, die sich gezielt um eine Verbesserung der Versorgung chronisch Kranker bemühen, kein finanzieller Nachteil entsteht. Ihnen werden im Rahmen des Risikostrukturausgleichs (RSA) zwischen den Krankenkasse erhöhte standardisierte Leistungsausgaben zugeschrieben. Rund 13 Milliarden Euro, fast 10 % der gesamten Beitragseinnahmen, werden jährlich über den Risikostrukturausgleich zwischen den Krankenkassen hin und her geschoben. Im Rahmen der DMP's soll der Geldtransfer zu Lasten der sogenannten Versorgerkassen gestoppt werden. Statt des Wettbewerbs um junge und gesunde Versicherte sollen die Kassen künftig um die beste Versorgung für chronisch Kranke konkurrieren. Am 1. Januar 2002 trat die RSA-Reform in Kraft mit den drei Zielen

- ein Risikopool für teure Patienten zu bilden
- DMP's zu etablieren und
- eine Morbiditätsorientierung innerhalb der RSA's zu schaffen

Die Teilnahme an DMP's ist für die Versicherten freiwillig. Es darf kein Zwang auf die Versicherten ausgeübt werden, sich in DMP's einzuschreiben. Die Versicherten profitieren von einer Einschreibung dadurch, dass sich ihre gesundheitliche Versorgung und damit ihre Lebensqualität verbessert. Es ist Aufgabe der Krankenkassen, ihre Versicherten mit chronischen Krankheiten von diesen Vorteilen zu überzeugen und für ihre Einschreibung in die Programme durch umfassende Information zu werben. In den nächsten Jahren wird der Risikostrukturausgleich schließlich auf der Grundlage des tatsächlichen Gesundheitszustandes der Versicherten berechnet, das heißt an der Morbidität orientiert. Dies zu erarbeiten, bedeutet aber noch eine echte "Herkules-Arbeit".

Gefahr der Zersplitterung

Der Lockruf des Geldes hat einen regelrechten Run auf DMP ausgelöst. Verbände der Krankenkassen und einzelne Kassen sind dabei, DMP zu erarbeiten, um in den Genuss höherer Ausgleichszahlungen zu kommen. Um einer Zersplitterung entgegen zu wirken, fordert die Kassenärztliche Bundesvereinigung einheitliche Rahmenbedingungen. Es soll eine einheitlich kassenübergreifende Ausgestaltung gefunden werden. Es müssen endlich bundeseinheitliche Rahmenverhandlungen gefunden werden, die sicherstellen, dass die Vereinbarungen der Verträge einheitlich und kollektiv vertraglich erfolgen und nicht zu Diversifikationen in der Behandlung unserer Patienten in den Wartezimmern führen.

DMP-Entwurf 2002

Die kassenärztliche Bundesvereinigung hat einen ersten Rahmenvertrag zwischen den Spitzenverbänden der Krankenkassen, der Kassenärztlichen Bundesvereinigung und der Krankenhausgesellschaft vorgestellt über eine flächendeckende, sektorübergreifende ambulante Versorgung von Diabetikern durch Intensivierung der interdisziplinären Kooperation. Dieser Vertrag nennt sich Diabetes-Disease-Managemant-Vertrag.

Die Anforderungen an die Strukur-, Prozess- und Ergebnisqualität der Vertragspartner sowie die sogenannten Schnittstellen werden kurz für jede der Betreuungsebene vorgestellt:

Diabetologisch geschulter Hausarzt (DHA)

Der geschulte Hausarzt muss eine Qualifikation nachweisen für die ambulanten Schulungsprogramme von Typ 2-Patienten mit und ohne Insulin sowie an regelmäßigen Fortbildungsveranstaltungen teilnehmen. Das gleiche gilt für das nichtärztliche Personal. Die Hausarztpraxis verpflichtet sich zur strukturierten Zusammenarbeit mit einer Schwerpunktpraxis und zur Teilnahme an den

Qualitätszirkeln. Werden die individuellen Behandlungsziele beim Diabetiker erreicht, können sie dauerhaft in der Hausarztpraxis betreut werden. Treten allerdings Stoffwechselprobleme oder Komplikationen der Begleit- und Folgeerkrankungen auf, sind die Patienten vorübergehend an die nächste Betreuungsebene, die Diabetesschwerpunktpraxis, zu überweisen. Für die Dauerbetreuung erhält der Hausarzt eine zusätzliche Vergütung im Sinne einer Betreuungspauschale und eine getrennt Vergütung für erbrachte Schulungsleistung außerhalb des üblichen Gebührenkataloges (EBM).

Der Versorgunsauftrag im Rahmen der Schnittstelle gilt für den Hausarzt bis zu folgenden Obergrenzen:

- *Hypertonie* bis 140/90 mmHg
- *Nephropathie*: dreimalig innerhalb von 6 Wochen Mikroalbuminurie unter 20 bis 200 mg/l
- *Polyneuropathie*: Vibrationsstimmgabeltest mit Hinweise auf Polyneuropathie unter 6/8
- *Autonome Neuropathie*: keine erektile Dysfunktion, keine Gastroparese
- *Retinopathie*: Kontrolle durch Augenarzt
- *HbA1c*: in der Regel unter 8 % länger als 6 Monate (individuelles Therapieziel)
- *Füße*: kein diabetisches Fußulkus

Jeder Typ 1-Diabetiker ist einmal pro Quartal zur Schwerpunktpraxiseinrichtung zu überweisen.

Diabetologische Schwerpunkteinrichtung (DSP)

Der Arzt muss Diabetologe DDG sein oder eine vergleichbare Qualifikation nachweisen. Das nichtärztliche Personal setzt sich zusammen aus Diabetesberaterin, Diabetesassistentin und fortgebildeten Arzthelferinnen mit entsprechendem Fortbildungsnachweis. Die Behandlungsdaten müssen dokumentiert werden und im Rahmen der Qualitätssicherung ausgewertet werden. Die Schwerpunktpraxis bietet Schulung und Therapiestrategien für alle Diabetestypen an. Sie erfüllt prophylaktische, therapeutische und rehabilitative Aufgaben. Es werden spezielle diagnostische Verfahren angeboten zur Frühdiagnostik und Rezidivprophylaxe von Folge- und Begleiterkrankungen. Die Schwerpunktpraxis ist wesentlicher Bestandteil der komplexen Diabetesbetreuung. Sie übernimmt Mittlerfunktion für Leistung, die infolge fachlicher personeller und teilweise auch apparativer Bedingung im Regelfall durch nicht spezialisierte Ärzte nicht erbracht werden können. Hierbei spielt die Kooperation mit dem überweisenden Hausarzt eine wichtige Rolle. Es ist Aufgabe der Schwerpunktpraxis, durch ein qualifiziertes Leistungsangebot die Gesamtkosten der Behandlung und Betreuung zu mindern. Insbesondere sollen Leistungen, die gegenwärtig durch fehlende Voraussetzung im ambulanten Bereich stationär erbracht werden, in Schwerpunktpraxen verlagert und bei gleicher Qualität kostengünstiger durchgeführt werden. Diese Praxsen erfüllen auch eine wichtige Funktion bei der Fortbildung von Berufskollegen z.B. beim Mitwirken in Qualitätszirkeln und zur Ausbildung des diabetologischen Nachwuchses. Die Schwerpunktpraxen bilden zusätzlich Konsultationspunkte für die Belange der Patientenverbände. Sie übernehmen auch beratende Funktionen gegenüber Kassen und anderen Leistungserbringern und der örtlichen KV.

Teilnehmende Krankenhäuser

Damit auch nach Ausschöpfen der ambulanten Versorgungsmöglichkeiten die Kontinuität des Behandlungsprozesses gewahrt bleibt, hat die Schwerpunktpraxis bei der Einweisung darauf zu achten, dass die stationäre Versorgungseinrichtung mindestens die Qualität der Versorgung einer Schwerpunktpraxis entspricht. Die Krankenhausgesellschaften sollen Krankenhäuser benennen, welche diesen Qualitätsanforderungen genügen. Die Einweisungsindikation soll durch die Schwerpunktpraxen im wesentlichen mitbestimmt werden. Die stationären Behandlungsschwerpunkte sind im wesentlichen

- diabetische Notfälle
- Insulinpumpenträger
- schwer einstellbare Patienten
- nicht regulierbare Komplikationen
- Noncompliance-Patienten und
- schwer einstellbare schwangere Diabetikerinnen

1.3.2.2. Kritischer Ausblick - stellen DMP´s die vollkommende Lösung dar?

Vom Patienten zum Objekt?!

Bei den Versorgungsmodellen für Diabetiker haben viele mitgewirkt: Ärzte, Ärztverbände, Kostenträger und Politiker. Im Vordergrund stehen die

Kosten, am wenigsten aber der Patient. Disease-Management-Proramme können chronisch Kranken die Chance nehmen, ihr Selbstwertgefühl zurück zu gewinnen. Zweifellos ist die Betreuung chronisch kranker Menschen enorm teuer, und zweifellos wird sie sich weiter verteuern. Dies zwingt zum Nachdenken darüber, wie mit diesen Patienten umzugehen ist. Dabei stellt die Politik individuelle Gesichtpunkte bewusst hinten an. Denn die Art der Therapie wird durch die DMP festgelegt. Damit werden die Patienten zum nachgeordneten Objekt der Ärzte, die wiederum den Regeln der Programme unterworfen sind. Die Gesellschaft, hier in Gestalt der Krankenkassen, bestimmt, welche Behandlungsziele wie zu erreichen sind. Die Bundesregierung verweist immer wieder auf die zu erwartende Kosteneinsparung. Den etischen Paradigmenwechsel scheint sie hingegen nicht wahrzunehmen; nämlich, dass die Verlagerung des Behandlungsauftrags weg vom Patienten, der sich dem Arzt anvertraut, hin zur Gesellschaft, die den Arzt beauftragt, führt. Dieser Paradigmenwechsel aber wird den chronisch Kranken nicht gerecht.

Eine chronische Krankheit in das eigene Leben zu integrieren, bedeudet schwere schöpferische Aufgabe. Dabei ist der Arzt der Begleiter. Der ganze Prozess ist höchst individuell und langfristig mit immer neuen Fragen konfrontiert.

"Der chronisch Kranke benötigt den chronischen Arzt".

Dem Arzt kommt dabei die Aufgabe zu, zwischen den individuellen Möglichkeiten des Patienten, den wissenschaftlichen Erkenntnissen und den Ansprüchen der Gesellschaft integrativ auszuloten. Doch eine der Voraussetzungen dafür ist die ärztliche Unabhängigkeit. Nur dadurch, dass der Arzt für ein von ihm nicht zu verantwortendes Scheitern seiner Bemühungen nicht zur Verantwortung gezogen wird, bleibt auch der Patient autonom im Umgang mit der eigenen Krankheit.

Durch seinen Rückzug in eine Beraterfunktion leitet der Arzt dem eine wichtige Entwicklung ein: Er ermöglicht dem chronisch Kranken, seine Krankheit individuell in sein Leben integrieren und sich so wieder auf äußere Lebensbezüge zu konzentrieren. So kann der Diabetiker zum gesunden Kranken werden. Er gewinnt sein Selbstwert- und seine Funktionstüchtigkeit zurück. Gerade das könnte durch Disease-Management-Programme gefährdet sein. Durch solche Programme könnte der Patient seinen Status als Auftraggeber verlieren, er könnte degradieren zum Objekt der Ärzte und der Krankenkassen. Damit könnte der Patient die schützende Würde verlieren und zum Kunden werden. Der unseelige "Wettbewerb" unter den Kassen, der durch die DMP's vermieden werden soll, wird auf der Ebene der Ärzte wiederentstehen mit der gleichen Folge, nämlich der Benachteiligung der Schwerkranken. Bei den DMP's dürfen wir Ärzte nicht zum Krankheitsmanager degradieren, sondern müssen als Behandler für chronisch Kranke unsere Fähigkeiten optimieren - als "Fachärzte für Empowerment und Motivationsförderung". Die Freiheit des einzelnen Patienten, seinen Selbstwert trotz Krankheit durch Finden seines eigenen Weges wiederzuerlangen, darf nicht verloren gehen.

Durch das freiwillige Einschreiben in die DMP's dürfen dem Patienten keine beruflichen und wirtschaftlichen Nachteile entstehen, wie z.B. Karrierewünsche oder das Abschließen einer Lebensversicherung. Die Gefahr könnte bestehen, dass der Patient den ethisch geschützten Raum der Arzt-Patienten-Beziehung verlässt durch eine begrenzte Öffentlichmachung der Krankheit. DMP's dürfen nicht dazu führen, dass das Allgemeinwohl bevorzugt wird vor dem individuellen Wohl und der Patientenautonomie. Wenn dieser Grundsatz allen Teilnehmern der DMP's bewusst wird, bieten diese eine einmalige Chance, mit verbesserten wirtschaftlichen Mitteln und wissenschaftlichen Erkenntnissen die Ziele der St.-Vincent-Deklaration zu erreichen.

1.4. Case-Management in der Diabetologie - ein Modell zur Optimierung der Behandlung von Diabetikern

Die klinische Diabetes-Versorgung steht vor immer größeren Herausforderungen:

- Die Anzahl der Folgeerkrankungen von Diabetikern nimmt weiter zu: Erblindungen, Nierenversagen und Amputationen

- Zusätzlich fordern Kostenträger eine ständige Verbesserung der Leistungsqualität bei gleichzeitiger Kostensenkung

Welche strukturierten Behandlungsverläufe sind daher notwendig, damit eine qualitätssichernde, effiziente und kostensparende Versorgung der Diabetes-Patienten auch zukünftig gewährleistet bleibt?

Eine Methode zur Erreichung qualitätsgesicherter Patientenversorgung stellt das Case-Management dar. Case-Management ist ein Steuerungsmodell und eine Dienstleistung, das bzw. die durch die optimale Ausnutzung der vorhandenen Strukturen ermitteln kann, was zu tun ist, wie das zu machen ist und wer etwas dazu beitragen kann.

Case-Management wird in diesem Beitrag als eine qualitätssichernde Arbeitsweise verstanden, die insbesondere die klinische Diabetes-Versorgung mit ihren interdisziplinären Strukturen in die Lage versetzt, erforderliche Kommunikation zwischen den fallbezogenen Behandlungseinheiten zu verbessern.

Durch diese Optimierung der Patientenversorgung wird gleichzeitig der Ausbau von klinikinternen und sektorenübergreifenden Netzwerken gefördert.

Auf diese Weise entsteht ein Prozess kontinuierlicher Optimierung in der Ablauforganisation des Behandlungssystems. Case-Management dient im Ergebnis zur Absicherung einer patientenorientierten Haltung durch organisierte und strukturierte Behandlungsverläufe.

1.4.1. Die Ausgangslage

In Zeiten des Umbruchs im Gesundheitswesen entstehen täglich neue Szenarien, die ein uneinheitliches Bild medizinischer Krankenversorgung der Zukunft zeichnen. In der Diskussion um Begriffsbildungen und vorherrschende gesundheitsökonomische wie –politische Konzepte z.B. Leitlinien, evidence-based-medicine, disease management Programme, change management, care management und case management, bilden sich die Schwierigkeiten eines solchen Veränderungsprozesses ab. Immer wieder geht es dabei darum, im System vorhandene Rationalisierungsreserven der sozialen Sicherung zu erkennen und die Kosten bei gleicher bzw. sogar verbesserter Leistungsqualität zu senken. In der Versorgung chronisch Kranker resp. Menschen mit Diabetes hat es auf diesem Hintergrund bereits einige Verschiebungen gegeben - z.B. mehr ambulante, dafür weniger stationäre Schulung.

- Seit der Etablierung der Diabetes-Schwerpunktpraxen in vielen Regionen ist die Anzahl der Patienten, die in den klinischen Schulungszentren versorgt werden, rapide zurückgegangen. Die Versorgung der Typ 1- und Typ 2-Patienten übernehmen nun die regionalen, ambulanten Schwerpunktpraxen
- In den Kliniken dagegen nehmen zunehmend zumeist ältere und sehr kranke Patienten die Leistungen in Anspruch. Ältere und kränkere Menschen mit Diabetes zeichnen sich oft durch komplexe und vielfältige Problemkonstellationen aus, in denen körperliche, soziale und psychische eng miteinander verschränkt sind

Schulungsteams der Kliniken fragen sich immer häufiger, welche Zukunft diese Arbeit noch an diesem Ort haben wird. Nur neue Behandlungsstrukturen und neue zusätzliche Schulungsangebote werden die Patientenversorgung im stationären Ausschnitt der Diabetesbehandlung sichern können.

Was für die Einen als Chance erscheint, erscheint für die Anderen als unausweichliches "Aus". Aber ist dieses "Aus" wirklich unausweichlich?

In diesem Beitrag wird das Konzept des Case-Managements dargestellt und erläutert. Das Ziel dabei ist die Vermittlung von konstruktiven Vorschlägen, auf welche Weise Case-Management als sinnvoller Ansatz insbesondere auch für die stationäre Diabetesversorgung mit ihren Netzwerken einbezogen werden könnte.

1.4.2. Case-Management in der stationären Diabetesversorgung

Am Krankheitsgeschehen des Diabetes sind viele Organsysteme beteiligt. Daraus ergibt sich, dass die Behandlung zunehmend als eine interdisziplinäre Aufgabe wahrgenommen wird. Darüber hinaus geschieht die interdisziplinäre Betreuung bereits heute vielerorts sektoren- (ambulant/stationär) und berufsübergreifend. In derartigen komplexen und differenzierten Hilfe- bzw. Behandlungssystemen neigen allerdings die einzelnen Disziplinen dazu, den "Fall" durch die eigene "Brille" zu sehen. Komplexe, differenzierte Systeme haben dabei die Tendenz, vielschichtige Multi-Problem-Fälle auszugrenzen (Reduktion von Stress).

Um diesen Tendenzen entgegen zu wirken, nimmt der Bedarf an Koordination und Kooperation unter den Behandlern vor und während des Behandlungsprozesses insgesamt zu.

Case-Management setzt hier ein, indem ein sog. Case-Manager den Behandlungsprozess koordiniert und Informationen für den Patienten und alle Behandler besser, d.h. qualifizierter und schneller zugänglich macht.

Diese Verbesserung von Koordination und Kooperation ist die **eigentliche** (!) Rationalisierungsreserve im System, durch die sowohl Leistungsqualität erhalten/verbessert als auch mittelfristig eine Kostenreduzierung erreicht werden kann.

1.4.3. Was ist Case-Management?

"Case-Management" ist ursprünglich eine amerikanische Managementstrategie mit dem Ziel, die Versorgung von Versicherten in einer akuten Krankheitsepisode so zu steuern, dass in einem abgestimmten Prozess die individuell notwendigen Gesundheitsleistungen zeitnah zur Verfügung gestellt werden. Dabei verfolgt Case-Management als eine Technik des Managed Care auch das Ziel, die Qualität der Versorgung so zu sichern, dass auch langfristig entstehende Kosten gesenkt werden.

Diese Form der Fallführung geschieht durch Case-Manager, die für die fortlaufende Fallbeobachtung, die Organisation eines optimalen Behandlungsprozesses und die Betreuung des Patienten in der Nachsorge zuständig sind.

Die Aktivitäten des Case-Managers sind auf den Patienten und dessen Bedarfe ausgerichtet. Die Umsetzung erfolgt in der Koordination des um den Fall herum entstehenden relevanten Behandlungs- und Unterstützungssystems.

Die Aufgaben des Case-Managers beziehen sich auf die:

- Analyse von Kontexten
- Herausarbeitung von Zielen
- Abstimmung der Behandlungsschritte
- Aufrechterhaltung von Kommunikation zwischen den Behandlungseinheiten
- Abstimmung der erforderlichen Behandlungsschritte in bezug auf die zu erreichenden Ziele
- Absicherung organisatorischer Abläufe, um eine patientenorientierte Behandlung durchzuführen
- Dokumentation der Prozesse und Ergebnisse

Um die Kooperation der am Behandlungsprozess Beteiligten zu sichern und nicht vom Zufall abhängig machen zu lassen, werden durch die Methode des Case-Management interdisziplinäre und multiprofessionelle Abstimmungsprozesse institutionell und strukturell verankert. Case-Management wird dann zum Bestandteil von Qualitätsmanagement, indem Prozesse systematisch geplant, kontraktiert, dokumentiert und evaluiert werden und so die Voraussetzung für eine kontinuierliche Verbesserung der Ablauforganisation im Netzwerk geschaffen werden kann.

Die Begleitung der Patienten durch den Case-Manager bei immer kürzeren Krankenhausliegezeiten ermöglicht eine notwendige Verkürzung der Informationswege, um eine funktionierende und reibungslose Überführung in den ambulanten Behandlungskontext und umgekehrt zu erreichen. Damit wird Case-Management von Experten als immer notwendigeres Instrument der Ressourcensteuerung bewertet.

1.4.4. Wie funktioniert Case-Management?

Case-Management umfasst:

- die Identifizierung der Bedarfe und Ressourcen des Patienten und seiner Umwelt
- die Planung der Ziele und Vorgehensweisen im Behandlungsprozess, wie mit diesen Bedarfen angemessen umgegangen werden kann
- die Bereitstellung oder Vermittlung der erforderlichen Hilfen
- die Organisation, Abstimmung und Überwachung des Behandlungs- und Unterstützungsprozesses
- die spätere Überprüfung der Wirksamkeit der eingeleiteten Leistungen und Vermittlung, um diese ggf. zu korrigieren oder zu verbessern
- die fallbezogene und fallübergreifende Erarbeitung von Verbesserungsmöglichkeiten

1.4.5. Sechs Schritte im Case-Management

1. Informationssammlung/Screening

Der Case-Manager erhebt im Gespräch mit dem Patienten alle zugänglichen Informationen über körperliche, psychische und soziale Aspekte des Menschen mit Diabetes. Auf diese Weise bleibt die Information nicht nur auf einen Schwerpunkt, z.B. Blutzuckerwerte, begrenzt, sondern bezieht andere im Einzelfall möglicherweise erheblich bedeutsamere Aspekte mit ein. Dabei achtet er nicht nur auf Defizite, sondern bezieht gezielt die Ressourcen des Patienten und seines Umfeldes mit ein. In Abstimmung mit dem Patienten und ggf. seinem Umfeld werden in einem nächsten Schritt Bedarfe, Ressourcen und mögliche Ziele eruiert und dokumentiert.

2. Hilfeplanung/Behandlungsplanung

Hierbei werden die unterschiedlichen ziele im Rahmen der Planung ausgehandelt und kontraktiert. Danach kommt die Indikations-, Dienstleister- und Organisationsfrage mit zwei prozessführenden Fragen:

- "Welche Leistungen sind erforderlich?" und
- "Wer kann diese Leistung erbringen?"

Der Case-Manager tritt mit diesen Beteiligten in Kontakt und vermittelt auch da, wo zusätzliche Leistungen erforderlich sind.

3. Monitoring

Da der Case-Manager nicht selbst Leistungserbringer ist, erfüllt er folgende Funktionen:

- er begleitet die stattfindenden Maßnahmen
- er bündelt neu hinzu kommende Informationen
- er definiert mit den Beteiligten des Behandlungsprozesses und handelt aus, wann er als Case-Manager wieder hinzugezogen werden kann oder soll

4. Controlling

Der vierte Schritt umfasst das Controlling des Behandlungsgeschehens anhand folgender Fragen:

- "(Wie) Hat die Hilfe stattgefunden?"
- "Mit welchen Ergebnissen?"
- "Sind die Ziele erreicht?"
- "Wie könnten die Ziele besser oder in Zukunft überhaupt erreicht werden?"
- "Sind neue Bedarfe und Ziele entstanden?"

5. Evaluation

Die Evaluation umfasst die Dokumentation und Auswertung sowohl auf der inhaltlichen Ebene der Zielerreichung als auch auf der prozessualen Ebene. Dabei liegt der Fokus auf der Art und Weise, wie die Behandlung innerhalb des Netzwerkes erfolgte. Im Mittelpunkt der Bewertung stehen die Patientenzufriedenheit, Behandlerzufriedenheit und das Verhältnis von Einsatz der Mittel und erreichtem Ergebnis.

6. Prozessoptimierung

Der letzte Schritt dient der Absicherung des Gesamtanliegens von Case-Management, nämlich die Koordination und Kooperation der am Fall beteiligten Behandler zu sichern. Der Case-Manager hat über den Einzelfall hinaus eine Vielzahl von Fällen betreut und erkennt somit systematisch auftretende Fehlerquellen. Diese kann er benennen und mit den Beteiligten und Entscheidern über zusätzliche Möglichkeiten in der Prozesssteuerung entscheiden.

Diese Schritte zeigen deutlich, dass der Case-Manager neben fundiertem medizinischem Grundlagenwissen und diabetesspezifischer Kompetenz auch über psychosoziale-, kommunikative-, Prozess- und Systemkompetenz verfügen muss. Damit ist ein hohes Anforderungsprofil geschaffen, dass durch Weiterqualifizierung erreicht werden kann.

1.4.6. Einführung von Case-Management in der Versorgung chronisch Kranker

Die Erfahrungen bei der Einführung von Case-Management zeigen, dass folgende Fragestellungen im Behandlungssystem zuvor geklärt werden sollten:

- Besteht in unserer Versorgung überhaupt ein Verbesserungsbedarf?
- Wenn ja, ist Case-Management dann unser Thema?
- Hat unsere Institution den geeigneten Hintergrund für eine interdisziplinäre strukturierte Fallführung a la Case-Management bzw. was brauchen wir noch, um diesen Hintergrund zu schaffen?
- Welche Personen/Fachgruppen kommen als Case-Manager in Betracht?

1.4.7. Fazit

Erste Erfahrungen bei der Umsetzung des Konzeptes zeigen, dass

- die Patienten von einer koordinierten Behandlung und einer raschen, unkomplizierten Leistungsabwicklung profitieren
- mit Case-Management überprüfbar wird, wie Leistungsangebote angenommen werden, wo und warum sie ihren Zweck verfehlen und deshalb anders oder neu gestaltet werden sollten
- Doppelspurigkeiten in der Behandlung vermieden werden, indem diese quer durch die beteiligten Institutionen - von der Akutklinik bis zur Rehabilitationseinrichtung - optimal koordiniert werden

1.5. Besonderheiten in der Behandlung des Typ 1-Diabetes

1.5.1. Einführung

In der Behandlung des Typ 1-Diabetes versucht man ein gut abgestimmte physiologisches System durch die Therapie nachzuahmen. Es besteht ein Insulinmangel, der von außen durch mehrmaliges Spritzen nach bestimmten Algorithmen ausgeglichen werden soll. Die Regeln der intensivierten Insulintherapie haben aufgrund der vielen Faktoren, die auf den Stoffwechsel Einfluss nehmen, allerdings nur begrenzte Gültigkeit. Sie sind dann eher gültig, wenn der Mensch viele Verhaltensvorschriften in seinem Alltag beachtet - Vorschriften, die nicht immer mit einem spontanen, selbstbestimmten Leben zu vereinbaren sind. Aber auch wenn der Betroffene sich konsequent nach allen Vorschriften richtet, sind die Ergebnisse der Therapie keinesfalls immer in dem Maße erfolgreich, wie der Einsatz versprechen lässt: manchmal treten unerklärliche Schwankungen auf. Die Belohnung für die Mühen tritt erst nach langer Zeit ein und ist eher ein Mangel an Bestrafung als eine Belohnung. Sie ist auch keinesfalls sicher, d.h. man könnte sich sehr bemühen und trotzdem Folgeerkrankungen erleiden. Die meisten Menschen mit Typ 1-Diabetes führen jedoch ein erfülltes Leben.

Wie erleben und verarbeiten sie ihre Erkrankung und ihre Behandlung, und welche Schlüsse können wir aus diesem Wissen für die Behandlung ziehen?

1.5.2. Psychosoziale Besonderheiten

1.5.2.1. Krankheitserleben und -bewältigung

Was bedeutet es für die Betroffenen, eine chronische Erkrankung zu haben?

- Sie müssen sich mit dem **endgültigen Verlust ihrer Gesundheit** auseinandersetzen - sie werden immer Diabetes haben, sie werden immer abhängig vom Insulin sein, sie haben ein erhöhtes Risiko für weitere Erkrankungen
- Sie müssen sich damit auseinandersetzen, dass der Diabetes jetzt in irgendeiner Weise zu ihnen gehört - d.h. sie müssen ihn nicht nur praktisch in ihren Alltag, sondern auch psychisch in ihr Selbstbild integrieren. Dieses **Selbstbild ist verändert** - sie sind jetzt "Diabetiker". An der Prägung dieses Begriffs wird deutlich, wie sehr die Erkrankung an ihnen haftet - man spricht beispielsweise nicht von dem "Mandelentzündeten". Dabei können Selbstwertprobleme auftreten: der Betroffene könnte sich fragen, ob er jetzt weniger wert als ein Gesunder - z.B. als Kollege, als Ehepartner - sei
- Die **Schritte der Therapie müssen in den Alltag integriert werden**. Diese Integration wird bei den vielen Veränderungen in den Alltag der Betroffenen über die Zeit sowie im Verlauf der Erkrankung immer wieder neue Anpassungsprozesse erforderlich machen
- Die Betroffenen müssen die **Therapieergebnisse selbst verantworten.** So kann eine Verschlechterung des Krankheitszustandes Schuld- und Schamgefühle auslösen, die auch das Verhältnis zu betreuenden medizinischen Fachkräften belasten können
- Sie müssen **negative Erfahrungen in der Selbstbehandlung** so zu **verarbeiten** lernen, dass sie sich trotzdem weiter motivieren können. Die unerklärlichen Schwankungen in der Diabetesbehandlung bei dem hohen Einsatz aufgrund der Therapieanforderungen können frustrierend und demotivierend sein

- Sie müssen **Unsicherheit im Hinblick auf entscheidende zukünftige Ereignisse aushalten.** Die Endpunkte der Erkrankung sind sehr ängstigend (z.B. Erblindung, Fußamputation, Nierenversagen) und nur begrenzt beeinflussbar. Angst vor Folgeerkrankungen ist normal und verständlich, aber in bestimmten Fällen kann sie ein Ausmaß annehmen, das für die Betroffenen eine Dauerbelastung darstellt. Es gibt überall im Leben Risiken, denen wir uns bewusst aussetzen (z.B. Rauchen) oder denen wir hilflos ausgeliefert sind (z.B. plötzliche Todesfälle in der Familie), aber wir sind es üblicherweise nicht gewohnt, uns damit gedanklich auseinander zu setzen. Der Betroffene, der zur jährlichen Augenkontrolle geht, ist gezwungen, sich mit der Realität der eingeschränkten Kontrollierbarkeit des Lebens auseinander zusetzen

- Die **Abhängigkeit** in der Diabetesbehandlung bezieht sich nicht nur auf Insulin, sondern auch auf Angehörige und Ärzte. Diese Beziehungen müssen neu verhandelt werden - die Betroffenen müssen Wege finden, wie sie die Hilfe, die sie brauchen, annehmen können, ohne dass ihnen ständig die Rolle des "Kranken" zugeschoben wird, oder dass sie sich in ihrer Selbstständigkeit unnötig einschränken. Verwandte, Freunde oder Kollegen, die vom Diabetes wissen, reagieren evtl. unnötig überbehütend, etwa: "Darfst du das überhaupt?" oder "Solltest du vielleicht etwas essen?". In solchen Situationen muss sich der Betroffene seinen eigenen Standpunkt klar machen. Wie erlebt er solche Handlungen - als Übergriffe oder als Fürsorge? Kann er sich abgrenzen? Was passiert mit der Paardynamik, wenn die sonst patente, fähige Mutter von 3 Kindern in der Unterzuckerung plötzlich albern und hilflos wird?

- Die Erkrankung bleibt selten ein Geheimnis, d.h. die **Intimgrenzen** der Betroffenen können überschritten werden. Sie müssen überlegen, wie viel sie von sich wem gegenüber preisgeben wollen. Das Spritzen in der Öffentlichkeit zum Beispiel bedeutet eine Entscheidung darüber, wie man sich verhalten will, wenn man angesprochen wird

- Als chronisch Kranker erleben Betroffene **Hürden in der beruflichen Verwirklichung**, ob diese aufgrund von Verboten (z.B. Pilot, Lokführer, Arbeiten am Gerüst) oder aufgrund von Diskriminierung am Arbeitsplatz entstehen. Mit einem Schwerbehindertenausweis ist bei vielen Berufen zwar die Sicherheit der Beschäftigung gewährleistet, aber der berufliche Aufstieg gefährdet. Der Betroffene steht oft unter einem tatsächlichen oder vermeintlichen Druck, sich als belastbarer als seine gesunden Kollegen darzustellen. Viele Patienten halten beispielsweise während der Arbeit niedrige Blutzuckerwerte sehr lange aus, um nicht aufzufallen

- Eine **Bedrohung der sexuellen Identität** bezieht sich nicht nur auf die Entwicklung einer erektilen Dysfunktion. Diese sehr häufige diabetesbedingte Komplikation, kann 30-50 % aller Männer mit Diabetes im Verlauf der Erkrankung treffen (☞ Kulzer, 1995). Diese Veränderung bedeutet nicht nur eine Veränderung des sexuellen Erlebens, sondern kann das männliche Selbstbild zentral angreifen. Aber auch Einstichstellen, Hämatome, unansehnliche "Beulen", das Tragen einer Pumpe sowie das Wissen um den "Mangel" Diabetes, kann das Bild der eigenen sexuellen Attraktivität geschlechtsunabhängig verändern. Beispielsweise machen die Therapieempfehlungen beim diabetischen Fußsyndrom (orthopädische Schuhe, Rollstuhlpflicht) deutlich, dass ein Einhalten der Maßnahmen eine Veränderung der sexuellen Identität nach sich ziehen kann. Ein aktiver Mann, der es gewohnt ist, im Leben "seinen Mann zu stehen", muss seinen Fuß entlasten und im Rollstuhl sitzen. Wenn die Diabetesberaterinnen vorbeikommen, springt er auf und betont, wie gut er wieder gehen könne. Er fühlt sich im Rollstuhl oder mit Krücken nicht mehr als Mann, der im Leben steht, sondern entsexualisiert. Die Frau, die auf schöne, elegante Schuhe verzichten muss, verliert evtl. einen Teil ihrer sexuellen Identität.

Angesichts dieser düsteren Beschreibung des Krankheitserlebens ist es umso erstaunlicher, dass die meisten Menschen mit Typ 1-Diabetes trotzdem ein erfülltes Leben führen - sie sind beruflich aktiv, haben Familie und Freunde, können sich auch in ihrer Freizeit verwirklichen, d.h. sie haben einen Weg gefunden, mit ihrer Erkrankung gut zu leben.

Der Begriff **Akzeptanz** wird oft in diesem Zusammenhang benutzt - es heißt, eine Patientin habe ihre Erkrankung akzeptiert, wenn ihre Blutzuckerwerte "gut" sind und sie zufrieden wirkt.

Was bedeutet es, wenn jemand seine Erkrankung akzeptiert hat?

Dass er nie wieder Ärger oder Unlust bei unerklärlichen Blutzuckerwerten verspürt? Diese Erwartung ist offensichtlich unrealistisch und kann zu einer Pathologisierung ganz normaler menschlicher Reaktionen auf erschwerte Lebensbedingungen führen. Die Krankheit verändert sich im Verlauf und erfordert immer wieder neue Anpassungsprozesse. Eine Verschlechterung der Hypoglykämie-Wahrnehmung oder das Ende der Honeymoonphase bedeuten eine erneute Auseinandersetzung mit der Erkrankung. Auch veränderte Lebensbedingungen oder -ziele verlangen ein bewusstes Überdenken des bisherigen Umgangs. Der Betroffene muss immer wieder einen Weg finden, sich zur Therapie zu motivieren.

So wird deutlich, dass die psychische Bewältigung nicht eine einmalig zu erledigende Aufgabe ist, sondern immer wieder stattfinden muss. Florin (1985) stellt fest, dass der Wechsel zwischen problemorientierter Bewältigung (z.B. aktiv Lösungen suchen) und emotionsorientierter Abwehr (z.B. sich ablenken, sich etwas gutes tun) die günstigste Form der Bewältigung von chronischen Erkrankungen ist. Abwehr hilft dem Betroffenen, nicht von seiner Angst überwältigt zu werden. So ist im Verlauf der Diabeteserkrankung ein phasenhafter Verlauf in der psychischen Bewältigung zu erwarten, die es gilt, zu begleiten und zu unterstützen.

1.5.2.2. Erlebensweisen der Diabetesbehandlung

Der Mensch mit Typ 1-Diabetes befindet sich mit seiner Selbstbehandlung in einem Spannungsfeld von Bedrohungen, innerhalb welcher er tagtäglich eine Vielzahl von Therapieentscheidungen treffen muss:

- Strebt er sehr niedrige Blutzuckerwerte ein, um das Risiko von Folgeerkrankungen möglichst niedrig zu halten, besteht ein erhöhtes Risiko für Unterzuckerungen, die als lästig, peinlich oder sogar lebensbedrohlich erlebt werden. Diese Gefahr ist akut spürbar
- Strebt er zu hohe Blutzuckerwerte ein, um die Gefahr der Unterzuckerung zu vermeiden, erhöht sich sein Risiko für das Auftreten von Folgeerkrankungen. Diese Gefahr ist diffus und die Bedrohung nicht direkt spürbar. Man sieht einem Menschen hohe Blutzuckerwerte nicht an. Trotzdem hat derjenige, der hohe Werte in Kauf nimmt, wahrscheinlich ein ungutes Gefühl bis hin zum quälender Angst

In diesem Spannungsfeld muss sich der Betroffene zurecht finden, er muss eine Entscheidung treffen, wie er sich angesichts der beiden Bedrohungen verhalten möchte.

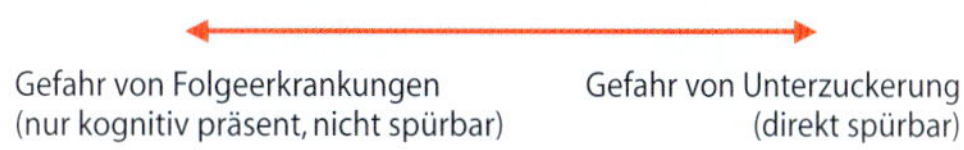

Abb. 1.3: Bedrohungen in der Selbstbehandlung des Diabetes mellitus.

Er könnte sich entscheiden, den Blutzucker auf 100 mg/dl einzustellen, sich sehr gleichmäßig zu ernähren und zu verhalten. In der Tat würde dieses Verhalten für die Blutzuckereinstellung günstige Voraussetzungen schaffen. Leider würde der Betroffene mit dieser Art der Lebensführung auf die Erfüllung grundlegender Bedürfnisse verzichten müssen, wie z.B. Spontanität, Selbstbestimmtheit, evtl. auch soziale Aktivitäten, d.h. er würde eine große Einschränkung seiner Lebensqualität erfahren. Er würde auf genussvolle Aktivitäten verzichten, sich von einigen gemeinschaftlichen Unternehmungen zurückziehen müssen. In der Folge könnte er sozial isoliert werden und depressive Gefühle entwickeln. Er könnte zu der Annahme kommen, der Diabetes habe ihm das Leben ruiniert.

Meist fällt die Entscheidung anders aus: der Betroffene entscheidet sich für einen Kompromiss zwischen den Anforderungen der Therapie und für das, was für ihn Lebensqualität bedeutet, d.h. er findet sich irgendwo im unten abgebildeten Dreieck ein.

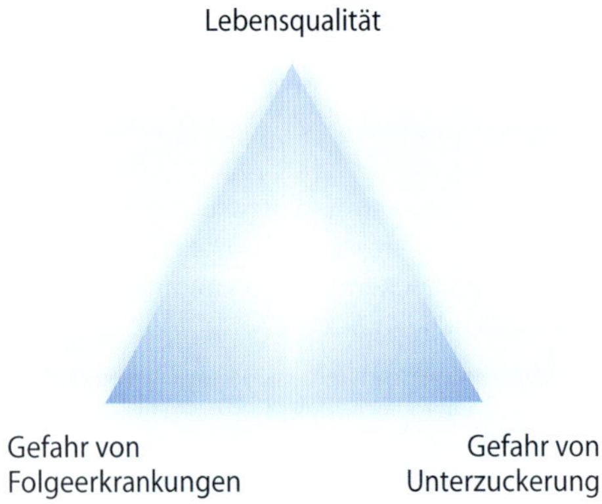

Abb. 1.4: Lebensqualität in der Selbstbehandlung des Diabetes mellitus.

Hat er seine Position gefunden, fühlt er sich durch die Erkrankung emotional weniger belastet und ist in der Lage, die Therapie relativ ruhig und mit wenig Aufregung durchzuführen. Wer seine Position noch nicht gefunden hat, wird oft bei Therapieentscheidungen mit sich hadern. Diese Position und der Kompromiss, der dahinter steht, bleiben über die Zeit nicht gleich. So wie die Erkrankung sich im Verlauf verändert, so ändern sich die Bedingungen des täglichen Lebens und die eigenen Ziele und Wünsche. Immer wieder muss der Betroffene seine Position überdenken.

Beim Typ 1-Diabetes besteht ein sehr enges Verhältnis zwischen Verhalten und somatischen Parametern. Das Verhalten des Betroffenen hat einen direkten Einfluss auf die aktuellen Blutzuckerwerte, und durch die Stoffwechselselbstkontrolle erfährt er sofort eine Rückmeldung über die Auswirkung seines Verhaltens. Die Steuerungsmechanismen, die das Therapieverhalten maßgeblich beeinflussen, sind allerdings deutlich komplexer als die relativ einfache kognitive Aufgabe, die nötige Insulinmenge von dem aktuell gemessenen Blutzuckerwert zu errechnen. Das Krankheitserleben des Patienten spielt sich nicht ausschließlich auf den Ebenen der Therapie und den Blutzuckerwerten ab, sondern in Wechselwirkung mit seinen Gedanken und Gefühlen. In der Behandlung des Patienten mit Typ 1-Diabetes ist man es jedoch bei der Entscheidung über Therapieempfehlungen gewohnt, auf die Blutzuckerwerte und andere somatischen Parametern zu achten. In Abb. 1.5 ist der Zusammenhang zwischen medizinischen Parametern, z.B. dem HbA1c, und dem Verhalten des Betroffenen dargestellt. Die gestrichelte Linie stellt den fehlerhaften gedanklichen Rückschluss dar, durch den von den gemessenen Werten oft auf das Verhalten des Betroffenen, sogar auf grundlegende Persönlichkeitszüge, geschlossen wird. Beispielsweise könnte dem Patienten mit einem hohen HbA1c Unwissen, Faulheit oder Dummheit zugeschrieben werden.

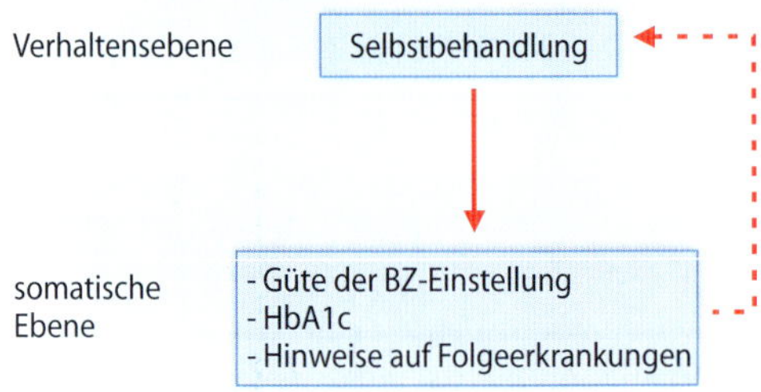

Abb. 1.5: Zusammenhang zwischen Verhalten und somatischen Parametern in der Selbstbehandlung des Diabetes mellitus.

Dieser Rückschluss lässt jedoch entscheidende Faktoren außer Acht. Ein solches vereinfachtes Denkmodell menschlichen Erlebens gibt keine Antwort auf die Fragen, was der Patient braucht, und wie er am besten unterstützt werden kann. So würden "gute" Werte dazu verleiten, die bisherige Therapie beizubehalten. "Schlechte" Werte wiederum würden eine Veränderung der Therapie bedeuten.

Was ist, wenn der Patient mit den "guten" Werten bedrückt oder ängstlich wirkt oder wenn der Patient mit "schlechten" Werten wiederholt Termine verpasst oder auf Empfehlungen gereizt reagiert?

Um zu verstehen, wie Therapieergebnisse zustande kommen und wie sie optimiert werden können, müssen wir "hinter die Kulisse" der somatischen Ebene schauen.

Lewis & Bradley (1994) stellten fest: "*...die Untersuchung gesundheitsbezogener Überzeugungen könnte die Ursachen von Diabetesbehandlungsproblemen aufdecken und helfen, den Einsatz angemessener Interventionen zu leiten.*"

Abb. 1.6 macht deutlich, wie sich die Überzeugungen und Gedanken, die der Betroffene sich hinsichtlich seiner Erkrankung und Behandlung macht, auf seine Gefühle und auf sein Therapieverhalten auswirken.

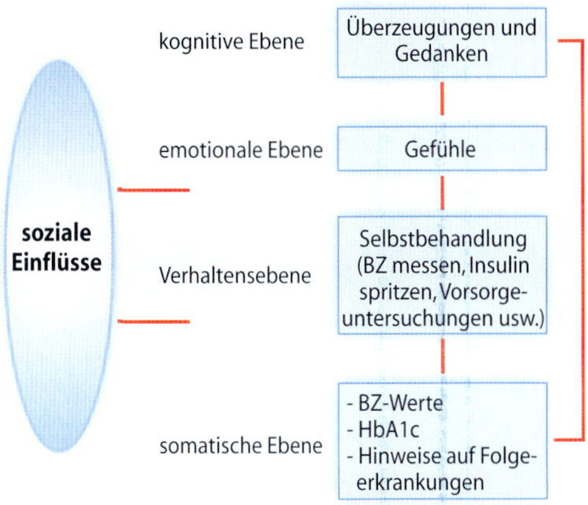

Abb. 1.6: Rückkopplungsprozess in der Selbstbehandlung des Diabetes mellitus.

Jeder Betroffene macht sich sein eigenes Bild von seiner Erkrankung und seiner Behandlung. Dieses Bild hängt von den folgenden Faktoren ab:

- *Die Informationen, die er in bezug auf den Diabetes erhalten hat*: Hat er wahre und vollständige Informationen im Rahmen einer strukturierten Schulung bekommen?
- *Seine Erfahrungen mit der Therapie*: Hat er eine sinnvolle Insulintherapie, mit der eine Chance hat, positive Erfahrungen zu machen?
- *Seine subjektiv wahrgenommene Risikogröße*: Hält er sich für besonders gefährdet, Folgeerkrankungen zu entwickeln?
- *Seine gesundheitsbezogenen Kontrollüberzeugungen*: Hält er sich, seinen Arzt oder das Schicksal (bei einigen Kulturen "Gott") für verantwortlich für das Fortschreiten der Erkrankung?
- *Seine Effizienzerwartung*: Hat er sich bisher im Leben als erfolgreich erlebt, wenn er schwierige Situationen zu bewältigen hatte?

Aufgrund dieser Überzeugungen macht er sich Gedanken, die seine Gefühle in bezug auf die Erkrankung bestimmen. Hat er beispielsweise die Überzeugung von sich, dass er Dinge im Leben im allgemeinen erfolgreich bewältigt, wird er sich eher positive, ermutigende Gedanken im Hinblick auf die Behandlung machen. So werden schmerzhafte Gefühle wie Angst, Traurigkeit oder Ärger nur vorübergehend und in einer erträglichen Intensität auftreten. Er wird in der Lage sein, seine Therapie ohne größere emotionale Störfaktoren durchzuführen, was sich auf der Verhaltensebene auswirken wird. Somit wären für ihn zufriedenstellende Werte auf somatischer Ebene zu erwarten. Durch den dicken Pfeil ist die Rückkopplung solcher Therapieergebnisse auf die kognitive Verarbeitung dargestellt. Der Patient sieht sich in seiner Überzeugung bestätigt, den Verlauf der Erkrankung günstig beeinflussen zu können.

Dieser Prozess steht auf jeder Ebene in Wechselwirkung mit dem **sozialen Umfeld** des Betroffenen. So können die Reaktionen von Angehörigen, Freunden oder Kollegen einen maßgeblichen Einfluss auf das Bild haben, das der Patient von sich und der Erkrankung entwickelt. Wird einem Jugendlichen die Verantwortung für die Therapie durch seine Eltern sehr lange abgenommen, kann er sich nicht als fähig erleben, die Behandlung selbst durchzuführen. Andere Hürden im Leben wie z.B. Beziehungsprobleme oder beruflicher Stress, können den emotionalen "Haushalt" des Betroffenen empfindlich stören, sodass er bei negativen Gedanken intensivere, schwer zu bewältigende Gefühle entwickelt. Die Anforderungen des beruflichen und familiären Alltags können entscheidende Behandlungsbarrieren darstellen. Ist ein Mitarbeiter bemüht, seine Behandlung vor seinem Vorgesetzten zu verstecken, nimmt er eventuell höhere Werte im Kauf, um nicht im Büro durch Unterzuckerung aufzufallen. Rückwirkend kann das Verhalten des Betroffenen, aber auch seine "Werte", sofern diese Anderen zugänglich sind, die Reaktionen seiner Mitmenschen beeinflussen. Machen Angehörige beispielsweise die Erfahrung, dass der Betroffene bei Unterzuckerung zu spät reagiert, könnten sie anfangen, ihn verstärkt zu beobachten und Verantwortung für seine Therapie zu übernehmen, wodurch das Problem verstärkt werden kann.

1.5.2.3. Zusammenfassung

Die Selbstbehandlung des Diabetes ist immer auch ein psychischer Prozess, der durch die besonders engen Zusammenhänge zwischen Verhalten, Krankheitsverlauf und psychischer Verarbeitung gekennzeichnet ist. So können Veränderungen auf jeder Ebene auf das Gesamtsystem einwirken. In der Behandlung des Menschen mit Typ 1-Diabetes ist es unerlässlich, die Therapie im Kontext des Gesamterlebens der Erkrankung und der Behandlung zu sehen.

1.5.2.4. Literatur

1. Florin, I. (1985) Bewältigungsverhalten und Krankheit. In H.D.Basler, I.Florin. (Hrsg.) Klinische Psychologie und körperliche Krankheit (S. 126-145). Stuttgart: Kohlhammer

2. Kulzer, B. (1995) Erektile Dysfunktion bei Diabetes - ein verhaltensmedizinisches Problem. Zeitschrift für medizinische Psychologie. 3/1995

3. Lewis, K.S., Bradley, C. (1994) Diabetes-specific health beliefs. In C. Bradley (Ed.) Handbook of psychology and diabetes. (p. 247-290) Harwood Academic Publishers

1.5.3. Behandlungsbezogene Probleme

1.5.3.1. Einführung

Schaut man einmal hinter die "Kulisse" der somatischen Ebene der Diabetestherapie, wird es deutlich, dass jeder Mensch mit seiner Therapie ein psychosomatisches System darstellt, auf das jede Behandlung einwirkt (vgl. Kapitel 1.4.2. "Psychosoziale Besonderheiten"). Je nachdem wie es hinter der Kulisse ausschaut, können auch scheinbar einfache Interventionen wie eine bestimmte Frage oder ein bestimmter Vorschlag unterschiedliche Auswirkungen haben. Im folgenden werden einige Probleme in der Behandlung von Menschen mit Typ 1-Diabetes dargestellt, die nach allgemeiner klinischen Erfahrung oft vorkommen und die erst durch eine differenzierte Betrachtung des Gesamterlebens des Betroffenen zu verstehen und zu behandeln sind.

1.5.3.2. 1. Problem: Therapievernachlässigung

Unvorhersehbare Stoffwechselschwankungen können aufgrund von mangelndem Schulungswissen, ungeeigneten Insulintherapien oder körperlichen Veränderungen wie z.B. das Ende der Honeymoon-Phase oder Hormonschwankungen in der Pubertät auftreten. Auch wenn der Betroffene nicht in der Lage ist, die Anforderungen der Therapie und seines Lebens in Einklang zu bringen, kann sich die Stoffwechselkontrolle dadurch verschlechtern. Der Patient erlebt seinen Blutzucker als unkontrollierbar, was in Anbetracht der Bedrohung von Folgeerkrankungen starke Ängste auslösen kann. Er fühlt sich frustriert und hilflos, dieser Bedrohung auszuweichen. Um sich vor schmerzhaften Gefühlen zu schützen, vermeidet er bestimmte Therapieschritte, wie z.B. Stoffwechselselbstkontrollen. Die daraus entstehende Verschlechterung des HbA1c ist Anlass zur verstärkten Angst. Polonsky (1996) hält dieses Phänomen ("Diabetes-Burnout") für sehr weit verbreitet. Es sei wahrscheinlich ein großer Risikofaktor für das Auftreten von Folgeerkrankungen. Oft werden gerade solche Patienten von ihren betreuenden Ärzten, die sich große Sorgen machen, erneut auf den Zusammenhang zwischen einem schlechten HbA1c und Folgeerkrankungen aufmerksam gemacht.

Diese Intervention kann genau das Gegenteil von der erhofften Wirkung erzielen - der Patient fühlt sich schuldiger und ängstlicher und vermeidet weitere ärztliche Kontakte. Eine solche Lösung führt zu noch schlechteren Therapieergebnissen, die seine Befürchtung bestätigen, der Diabetes sei unkontrollierbar.

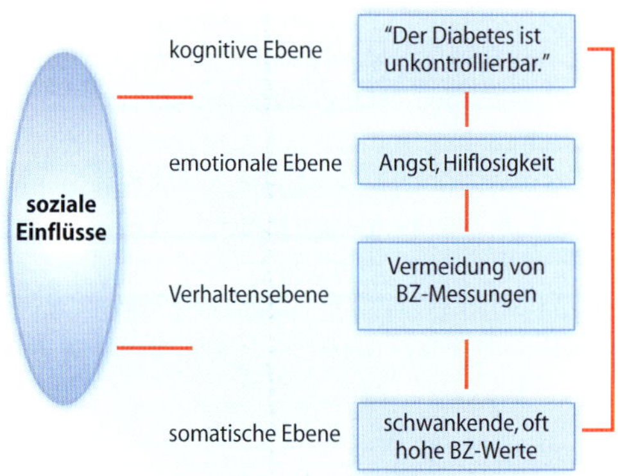

Abb. 1.7: Rückkopplungsprozess bei Überforderung.

Der Patient, der bestimmte Therapieschritte unterlässt, muss somit nicht zwangsläufig uninformiert oder faul sein, und der Versuch, ihn erneut auf den Zusammenhang zwischen einem hohen HbA1c und Folgeerkrankungen hinzuweisen, würde in diesem Fall kontraproduktiv sein. Er würde die Ängste schüren und den Teufelskreis erst recht in Gang halten.

Woran erkennt man das Problem?

Der Patient unterlässt Therapieschritte, z.B. Blutzuckermessen, Vorsorgeuntersuchungen, Arzttermine. Er wirkt gereizt oder resigniert.

Was braucht der Betroffene?

- Er braucht die Möglichkeit, seine belastenden Gefühle gegenüber dem Diabetes auszusprechen. Hiermit werden keine Probleme heraufbeschworen, sondern die Realität seines Erlebens wird zum Thema (Negative Gefühle sind normal und verständlich bei einer solchen Dauerbelastung.)
- Informationen über einen realistisch zu erwartenden Blutzuckerverlauf, der immer auch unvorhersehbare Schwankungen zeigt, können entlastend wirken
- Um das Wissen, um den Zusammenhang zwischen einem hohen HbA1c und diabetesbedingten Komplikationen als eine Herausforderung und Motivation zu empfinden, braucht der Betroffene die Hoffnung, dass er selbst die Kontrolle ausüben kann. Er braucht das Gefühl, etwas positives selbst bewirken zu können, um sich wieder gedanklich mit dem angstauslösenden Thema beschäftigen zu können. Ist es möglich, mit ihm gemeinsam etwas zu erarbeiten, womit er ein Gefühl von Kontrolle und Selbstwirksamkeit wiedererlangen kann? Solche Veränderungen in der Selbstbehandlung sollten leicht umsetzbar und erfolgversprechend sein. Eine umfassende Therapieveränderung würde einen erschöpften, frustrierten Patienten überfordern und einen Misserfolg wahrscheinlich machen
- Er braucht Anerkennung für das, was er leistet, egal wie unzureichend es im Vergleich zu den Therapiezielen der Berater erscheint
- Mögliche Behandlungsbarrieren sollten geklärt und praktische Schritte zur Umsetzung von Therapieveränderungen erarbeitet werden

Beispiel

Ein 30-jähriger Patient kontrolliert seinen Blutzucker seit 18 Monaten kaum noch. Er spritzt etwa die gleichen Mengen Insulin täglich. Seine Motivation, die Therapie so zu gestalten sei: er habe sich früher Mühe gegeben, aber "der Zucker macht, was er will". Er wolle den "roten Faden" wieder aufnehmen, wisse aber nicht wie. Mit ihm wurde erarbeitet, es erst einmal mit einer Blutzuckermessung und Korrektur am Tag zu probieren. Die Tageszeit entschied er nach dem Kriterium der einfacheren Umsetzbarkeit. Um Misserfolgserlebnissen entgegenzuwirken, war das Ziel nicht 7, sondern 4 mal in der Woche zu messen. Sogar das einmalige Korrigieren am Tag brachte eine Verbesserung des Stoffwechsels mit sich, was den Teufelskreis unterbrach. Die erlebte Selbstwirksamkeit versetzte ihn in die Lage, sich wieder gedanklich mit dem Diabetes auseinander zusetzen.

1.5.3.3. 2. Problem: Dysfunktionale Therapieintensivierung

Sind Betroffene besonders ängstlich bemüht um Normoglykämie, kann man folgende Verhaltensweisen in der Selbstbehandlung beobachten: sie messen ihren Blutzucker besonders engmaschig, korrigieren postprandialen Werte, gehen zwanghaft mit ihrer Ernährung um. Manche entwickeln sehr komplizierte Therapieregeln, die ihnen den Überblick über die Therapie rauben.

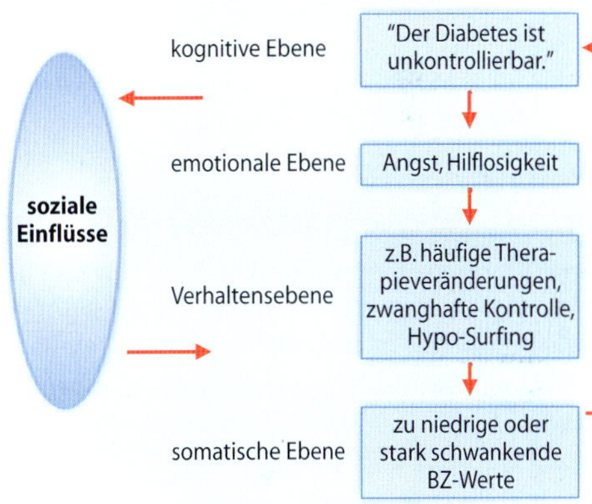

Abb. 1.8: Rückkopplungsprozess bei dysfunktionaler Therapieintensivierung.

Hier hat der Patient durch ein Mehr an Bemühung das Gegenteil bewirkt: der Überblick geht verloren, die Werte schwanken oder sind sehr niedrig, sodass der Betroffene immer wieder "gegensteuern" muss. Der Patient sieht sich in seiner Überzeugung bestätigt, der Diabetes sei nur bei sehr großem Einsatz zu bewältigen.

Woran erkennt man das Problem?

Rubin & Peyrot (1996) nennen das Gefühl des Patienten gegenüber seiner Selbstbehandlung als wichtigster Indikator für solche Probleme. Fühlt sich der Betroffene mit seiner individuellen Gestaltung der Anforderungen der Therapie wohl oder erlebt er sich als getrieben? Führt er sehr gewissenhaft seine Therapie aus, aber wirkt dabei bedrückt und erschöpft? Hat er viele Unterzuckerungen, weil er einen unrealistisch niedrigen HbA1c anstrebt? Sucht er wie getrieben wiederholt nach anderen Therapieformen? Diese Verhaltensweisen können durch den Wunsch begründet sein, den Diabetes und somit das Risiko "wegzukriegen".

Was braucht der Betroffene?

- Er braucht realistische Information darüber, welcher Zusammenhang zwischen vorübergehend erhöhten Werten und Folgeerkrankungen besteht, um eventuell zu anderen Schlüssen hinsichtlich seiner Therapie kommen zu können
- Wenn die Bemühungen viel Unruhe bewirkt haben, braucht er die Möglichkeit zu erfahren, dass er mit weniger Einsatz gleiche oder sogar bessere Werte bekommen kann. Solche Erfahrungen kann man nur *mit* dem Patienten gemeinsam erarbeiten und erproben
- Bei sehr starken Ängsten braucht er Kontakt zu einer diabeteserfahrenen psychologischen Fachkraft

Beispiel

Eine 24-jährige Patientin hat seit der Erstmanifestation vor 3 Jahren ihre Therapie viermal verändert, zuletzt trägt sie eine Pumpe, die sie ablegen möchte, da "die Werte nicht besser sind". Sie misst ihren Blutzucker durchschnittlich zehnmal am Tag und korrigiert alle Werte über 150 mg/dl, unabhängig von dem Abstand zur letzten Spritze. Durch die Überlappung der Insulinmengen kommt es häufig zu Unterzuckerungen, die sie ausschließlich mit langsamen Kohlenhydraten behandelt. Sie wirkt frustriert und hektisch. Durch die psychologischen Interventionen war sie in der Lage, ihren Umgang mit dem Diabetes zu hinterfragen und konnte erkennen, dass sie sich vormachen wollte, sie könne 100 %ige Sicherheit hinsichtlich der Vermeidung von Folgeerkrankungen erlangen. Daraufhin konnte sie es akzeptieren, weniger zu messen und zu korrigieren. Sie konnte feststellen, dass ihr Blutzuckerverlauf gleichmäßiger wurde. Der HbA1c verringerte sich nach 3 Monaten um 0,5 %.

1.5.3.4. 3. Problem: Angst vor Hypoglykämien

In einer schweren Unterzuckerung, in der der Betroffene auf die Hilfe anderer angewiesen ist, ist er hilflos und erlebt einen erheblichen Kontrollverlust. Für einige ist dies ein sehr belastendes Ereignis. Eine plötzlich auftretende, als unvorhersehbar erlebte Bewusstlosigkeit, evtl. auch mit Krämpfen, kann sehr beängstigend sein. Die Situation kann als sehr peinlich oder lebensbedrohlich erlebt werden. Ein solch einmaliges Erlebnis kann starke Ängste auslösen. In anderen Fällen besteht eine allgemeine Angst vor Kontrollverlust und Abhängigkeit, ohne dass ein bestimmtes Ereignis dahintersteht. Beginnt der Betroffene sich selbst in kritischen Situationen (z.B. bei vermehrter Bewegung, in der Öffentlichkeit) ängstlich zu beobachten, kann ihn die Ähnlichkeit zwischen Angst- und Unterzuckerungssymptomen (Herzrasen, Schwitzen, Unruhe) verunsichern. Im Laufe der Zeit vermeidet er mögliche Auslöser von niedrigen Blutzuckerwerten.

Woran ist das Problem zu erkennen?

Der Patient misst sehr häufig Blutzucker, strebt höhere Werte an, reagiert bei vermeintlichen oder tatsächlich niedrigen Werten überschiessend ("Fressen"), vermeidet Aktivitäten, die Unterzucker auslösen oder deren Wahrnehmung erschweren könnten.

Was braucht der Betroffene?

- Ausreichende Informationen hinsichtlich Blutzuckerwirkkurven und der Wahrnehmung von Hypoglykämien
- Die Möglichkeit, mit einer diabeteserfahrenen psychologischen Fachkraft zu sprechen (z.B. Fachpsychologe DDG), evtl. mit einer anschließenden Angstbehandlung

1.5.3.5. 4. Problem: Interaktion in der Behandlung

Im Verlauf der Erkrankung machen die Betroffenen mit medizinischen Fachkräften unterschiedliche Erfahrungen, die ihre zukünftigen Beziehungen zu Therapeuten beeinflussen können. Manchmal entstehen Schwierigkeiten im Umgang mit dem Diabetes aufgrund von früheren negativen Erfahrungen im Krankenhaus oder im Umgang mit medizinischem Personal. Manche Betroffene mit langjähriger Erkrankungsdauer haben früher Behandlungsmethoden kennengelernt, unter denen sie gelitten haben. Ohne Stoffwechselselbstkontrollen und flexible Dosisanpassung sind häufig Stoffwechselentgleisungen unvorhersagbar aufgetreten. Oft wurden die Patienten, manche noch im Kindesalter, hierfür verantwortlich gehalten und sogar bestraft. Einige wurden als Kind mehrfach im Krankenhaus über Wochen "eingestellt", manchmal ohne Kontakt zu den Eltern. Eine vorwurfsvolle Haltung von Seiten des beratenden Arztes oder Behandlungsteams angesichts solcher als unkontrollierbar erlebten Stoffwechselentgleisungen kann Schuld- und Schamgefühle auslösen. Der Betroffene, den die Entgleisung oder die schlechten BZ-Werte sowieso belasten, wird kritisiert für etwas, was er nicht besser bewältigt. Um sich dem Schmerz der Kritik zu entziehen, tritt er entweder psychisch oder körperlich aus dem Behandlungskontakt heraus, d.h. er wird zum gereizten oder desinteressiert wirkenden Patienten, oder er bleibt ganz weg. Hat der Patient solche Erfahrungen mehrfach erlebt, kann sich eine Erwartungshaltung entwickeln, dass er in jeder neuen Situation genauso behandelt wird. Der verschlossene, auf Ratschläge mit Gereiztheit reagierende Patient hat eventuell unter solchen Behandlungsformen gelitten und wird wohlgemeinte Hilfestellungen als Kritik erleben.

Auch schlechte Therapien können das Erleben der Erkrankung negativ beeinflussen. Bleiben trotz vieler Bemühungen über viele Jahre gute Blutzuckerwerte aus, kann sich ein Gefühl der Hilflosigkeit entwickeln. Der Patient hat die Hoffnung aufgegeben, dass ihm geholfen werden kann.

Woran ist das Problem zu erkennen?

Ein solcher Patient wirkt hoffnungslos, vielleicht sogar depressiv. Die Bemühungen des Diabetesteams werden resignierend hingenommen. Der Theapeut hat das Gefühl, er gibt sich viel Mühe, aber der Betroffene, den es eigentlich angeht, "zieht nicht mit". Entweder hat er aufgegeben (☞ Kap. 1.5.3.2. "Therapievernachlässigung") oder er macht die Therapie weiter, ohne Erfolgserlebnisse und mit einem Gefühl der zunehmenden Erschöpfung, einem sogenannten "Burnout" (vgl. hierzu Hirsch 2002). Auch verschlossene oder aggressive Reaktionen können Ausdruck einer negativen Erwartungshaltung sein.

Was braucht der Patient?

- Das Wissen, dass er Kontrolle über das Behandlungsgeschehen hat. Dies kann angeregt werden durch Fragen wie z.B.: "Was möchten *Sie*? Womit kann ich *Ihnen* helfen?"
- Entspanntes Aushalten schlechter Blutzuckerwerte, wofür die Reaktionen des Diabetesteams ein Modell sein können

Was braucht der Behandler?

- Das Wissen, das er nur ein Begleiter des Selbstmanagements ist, nicht der Manager selber
- Realistische Therapieziele, die die normalen Schwankungen im Leben berücksichtigen
- Neugier, hinter die "Kulisse" zu schauen und Spaß am gemeinsamen Entdecken von kreativen Möglichkeiten bei behandlungsbezogenen Problemen

1.5.3.6. Literatur

1. Hirsch, A. (2002) Burnout bei Diabetes: wenn die Kraft schwindet. In K.Lange, Hirsch A., (Hrsg.) Psychodiabetologie. Personenzentriert beraten und behandeln. Kirchheim, Mainz (im Druck)

2. Polonsky, W. H.(1996) Understanding and treating patients with diabetes burnout. In B.J. Anderson, R.R.Rubin. (Eds.) Practical psychology for diabetes clinicians. How to deal with key behavioural issues faced by patients and health care teams. (p. 155-163) Alexandria: American Diabetes Association

3. Rubin, R. R., Peyrot,M. (1996) Emotional responses to diagnosis. In B.J. Anderson, R.R.Rubin. (Eds.) Practical psychology for diabetes clinicians. How to deal with key behavioural issues faced by patients and health care teams. (p. 155-163) Alexandria: American Diabetes Association

1.6. Besonderheiten in der Behandlung des Typ 2-Diabetes

1.6.1. Einleitung

Bei der Therapie des Typ 2-Diabetes kommt dem Patienten die entscheidende Rolle zu, da dieser die wesentlichen Therapiemaßnahmen in seinem persönlichen Alltag dauerhaft und selbstverantwortlich umsetzen muss. Daher hängt die Prognose des Diabetes zu einem großen Teil davon ab, inwieweit es dem Betroffenen gelingt, sich gefühlsmäßig mit seinem Diabetes auseinanderzusetzen, eine positive Einstellung zu seiner Erkrankung zu gewinnen, genügend Wissen und Fertigkeiten zur Selbstbehandlung zu erwerben und all dies auch umzusetzen. Dies alles fällt Menschen mit Typ 2-Diabetes jedoch oft nicht leicht (11).

Ein Grund dafür liegt darin, dass bei der Therapie des Typ 2-Diabetes eine Reihe von psychologischen Barrieren existieren, die ein adäquates Krankheitserleben und aktives Krankheitsverhalten der Patienten erschweren (13).

Diese sind zu einem nicht geringen Anteil dafür verantwortlich, dass es besonders zu Beginn der Erkrankung vielen Patienten Schwierigkeiten bereitet, den Diabetes als eine ernsthafte Erkrankung wahrzunehmen, die eine Veränderungen grundlegender Lebensgewohnheiten erforderlich macht. Geradezu symptomatisch für diese Problematik steht der von vielen Menschen benutzte Begriff des "milden Alterszuckers", der impliziert, dass es sich beim Typ 2-Diabetes um eine altersnormierte Krankheit mit einem geringen Schweregrad handelt. In dem ersten Teil dieses Beitrags werden mögliche Ursachen eines mangelnden Krankheitserlebens aufgezeigt und einige Lösungsmöglichkeiten vorgestellt.

Aber auch im weiteren Verlauf des Diabetes ist das Erleben des Patienten bezüglich seiner Erkrankung für die Wahl der Therapieform und das Ausmaß, in dem diese umgesetzt werden, entscheidend. So haben Typ 2-Diabetiker, die bisher noch keine Erfahrung mit der Insulintherapie haben, häufig eine eher negative Einstellung gegenüber der Spritzentherapie, was eine entscheidende Hemmschwelle für eine rechtzeitige Insulintherapie darstellen kann (8, 16). Beispielhaft soll in diesem Beitrag gezeigt werden, dass hierfür weniger die Angst vor der Insulininjektion entscheidend ist, sondern eine Reihe ganz unterschiedlicher Gründe im Erleben des Patienten für den "negativen impact" der Insulintherapie verantwortlich sind. Einige Schlussfolgerungen für die Schulung und Beratung von Patienten mit Befürchtungen bezüglich der Insulintherapie werden skizziert.

Ein Wissen um diese psychologischen Barrieren kann eine Hilfe darstellen, den Patienten besser zu verstehen, angemessener mit ihm zu kommunizieren und in der Schulung und Therapie patientenorientierte Behandlungsstrategien anzuwenden: Diese sollten das Ziel haben, Menschen mit Diabetes dabei zu unterstützen, die eigene Erkrankung zu akzeptieren und zu befähigen, möglichst eigenständig mit den krankheitsspezifischen Anforderungen und Problemen zurecht zu kommen.

1.6.2. Psychologische Barrieren eines aktiven Krankheitsverhaltens bei Menschen mit Typ 2-Diabetes

1.6.2.1. Diabetes tut nicht weh

Ein aktives Krankheitsverhalten setzt voraus, dass Menschen mit Typ 2-Diabetes ihre Erkrankung als ein Problem erleben, das als so gravierend eingeschätzt wird, dass auch entsprechende Behandlungsmaßnahmen initiiert und durchgeführt werden. Aufgrund des zunächst symptomarmen Verlaufs der Diabeteserkrankung, welche nicht selten zufällig im Rahmen einer Routineuntersuchung diagnostiziert wird, erleben die meisten Menschen mit Typ 2-Diabetes ihre Krankheit als wenig dramatisches Ereignis. In der Regel fehlen unmittelbare Beschwerden, äußerlich erkennbare Krankheitssymptome oder eindeutig dem Diabetes zuzuordnende interozeptive Hinweisreize zum Schweregrad der Erkrankung. Auch Schmerzen, welche laientheoretisch als typische Krankheitsanzeichen und Hinweisreize ("cues to action") für krankheitsspezifische Maßnahmen gedeutet werden, sind bei der Manifestation und ersten Krankheitsphase normalerweise nicht anzutreffen. Zudem wird der Typ-2-Diabetes von dem überwiegenden Teil der Bevölkerung eher als ein altersnormiertes Ereignis und weniger als eine schwere Erkrankung angesehen (10, 12).

Gründe für ein mangelndes Krankheitserleben bei Typ 2-Diabetes:

- keine unmittelbaren Beschwerden
- Diagnose oft Zufallsbefund
- Fehlen typischer Symptome, die auf den Schweregrad der Erkrankung hinweisen
- keine Schmerzen
- keine äußerlich erkennbaren, auch für andere sichtbare Krankheitsanzeichen (fehlende Zuschreibung einer Krankenrolle)
- Typ 2-Diabetes wird häufig als eine nicht schwere, im Alter oft vorkommende (altersnormierte) Erkrankung angesehen ("milder Alterszucker")

1.6.2.2. Mangelnde Risikowahrnehmung

Aufgrund des mangelnden Krankheitserlebens und Problembewusstseins für den langfristigen

Bedrohungscharakter der Erkrankung unterschätzen viele Patienten das mit dem Typ 2-Diabetes verbundene Risiko. Dazu trägt sicher die Tatsache bei, dass das Risiko von Folgeerkrankungen nicht spürbar, sondern für viele Patienten eine abstrakte Gefahr darstellt, die nur über eine kognitive Repräsentation erfahrbar ist. Risiken sind dann jedoch besonders schwer abzuschätzen, wenn sie noch nie erlebt worden sind. Die Vorstellung, das Augenlicht zu verlieren, ständige Schmerzen zu haben oder lebenslang von medizinischen Geräten abhängig zu sein, ist schwierig. Daher ist es auch fast unmöglich, sich im Vorfeld auszumalen, wie die eigene Reaktion ausfallen würde, falls ein solches Ereignis tatsächlich eintrete. Diese Unsicherheit kann sehr leicht dazu führen, dass Vorstellungen dieser Art im eigenen Denken keine Rolle spielen oder im Sinne eines Schwarz-Weiß-Denkens (z.B. "Ich kann mir nicht vorstellen, dass ich das schaffe") sehr undifferenziert bewertet werden. Da die Beschäftigung mit möglichen Folgeerkrankungen nur schwer vorstellbar und zudem nicht angenehm ist, ist die Neigung vieler Typ 2-Diabetiker, den Gedanken an Folgeerkrankungen eher zu verdrängen, gut nachvollziehbar. Offen bleibt die Frage, bis zu welchem Ausmaß diese Verdrängung gesund ist. Nach dem sozial-kognitiven Prozessmodell des Gesundheitsverhaltens von Schwarzer (16) stellt ein geringer Grad der Bedrohung durch eine Erkrankung wie auch eine geringe wahrgenommene Vulnerabilität einen entscheidenden hemmende Faktor für ein aktives Therapieverhalten dar.

Warum ist die Einschätzung des Risikos von Folgeerkrankungen schwierig?

- Fehlen unmittelbarer Beschwerden fördert nicht die Auseinandersetzung mit möglichen Folgen der Erkrankung
- Momentan erhöhte Stoffwechselwerte sind nicht bzw. nur sehr eingeschränkt spürbar
- Mögliche Folgeerkrankungen sind nur sehr abstrakt vorstellbar
- Mögliche Folgeerkrankungen liegen in der Zukunft, der Zeitraum des Eintretens ist nicht bestimmbar
- Konkrete Auswirkungen möglicher Folgeerkrankungen auf das eigene Leben sind nur schwer vorstellbar

1.6.2.3. Problem der individuellen Risikoeinschätzung

Je schwieriger (oft sogar unmöglich) es für den Einzelnen ist abzuschätzen, ob ein eher abstraktes Risiko auch tatsächlich zu einer persönlichen Bedrohung wird, desto eher neigen Menschen dazu, das individuelle Risiko frei nach dem Motto "*Mir wird schon nichts passieren!*" zu unterschätzen. Da das individuelle Risiko, aufgrund des Diabetes tatsächlich Folgeerkrankungen zu erleiden, in der Tat sehr schwer abzuschätzen ist, stellt diese Tatsache sicher eine Motivationsbarriere dar. Allgemeine Aussagen über die Wahrscheinlichkeit des Auftretens möglicher Folgeerkrankungen sind weniger motivationsfördernd als individuelle Prognosen bezogen auf den Einzelfall.

Problem der individuellen Risikoeinschätzung:

- Bezogen auf den Einzelfall ist es sehr schwierig, Aussagen bezüglich des individuellen Risikos von Folgeerkrankungen zu treffen
- Das Abschätzen von unbestimmten, in der Zukunft liegenden Wahrscheinlichkeitsprognosen fällt Menschen schwer

1.6.2.4. Langjährige Verhaltensweisen

Eine weitere Schwierigkeit der Diabetesbehandlung besteht in der Tatsache, dass die Veränderung von grundlegenden Lebensgewohnheiten (z.B. Ernährungs- und Bewegungsverhalten) zu den zentralen Therapiemaßnahmen gehört. Da sich Menschen mit Typ 2-Diabetes in der Regel bereits im mittleren bis höheren Lebensalter befinden, sind die therapeutisch zu verändernden Verhaltensweisen jedoch durch jahrzehntelang eingeübte Gewohnheiten geprägt. Diese unterliegen als Alltagshandlungen aufgrund des Gewohnheitscharakters oft keiner bewussten kognitiven Kontrolle. Eine dauerhafte Modifikation dieser Lebensgewohnheiten wird von den meisten Menschen mit einer Diabeteserkrankung als eher schwierig eingestuft, da mit diesen Therapieanforderungen häufig "Verzicht" und eine Einbuße der Lebensqualität verbunden werden.

Probleme bei der Veränderung langjähriger Lebensgewohnheiten (lifestyle):

- Langjährige, vertraute Lebensgewohnheiten (z.B. Essverhalten, körperliche Bewegung) werden aufgrund der Gewohnheit oft ohne Überlegung und einer bewussten Entscheidung ausgeführt
- Der problematische Charakter dieser Verhaltensweisen ist den Betroffenen häufig nicht bewusst
- Die Veränderung angenehmer Verhaltensweisen - wie beispielsweise des Essverhaltens - wird von vielen Menschen eher negativ erlebt ("Verzicht")

1.6.2.5. Selbstkontrolldilemma

Auch motivationspsychologisch sind Patienten mit Typ 2-Diabetes in einer schwierigen Situation. Menschen sind leichter zu motivieren, wenn sich der Aufwand für eine Handlung lohnt, die Bemühungen von Erfolg gekrönt und möglichst unmittelbar spürbar sind (positive Motivation). Dagegen ist der Anreiz, sich um eine gute Diabetestherapie zu bemühen, sehr abstrakt, da die positiven Folgen einer erfolgreichen Selbstbehandlung in Bezug auf die Vermeidung von Folgeerkrankungen oder krankheitsbezogener Komplikationen nicht unmittelbar erfahrbar sind und in einer unbestimmten Zukunft liegen. Bezogen auf die Entwicklung der Erkrankung besteht der maximale positive Gewinn einer erfolgreichen Therapie darin, dass sich die Erkrankung nicht verschlimmert und mögliche Folgeerkrankungen nicht auftreten oder zumindest mit einem geringeren Schweregrad auftreten. Die Verringerung eines bestimmten Risikos ist jedoch eine primär negative Motivation und stellt eine sehr vage Größe dar, die langfristiges, antizipatorisches Denken sowie eine realistische Risikoeinschätzung (13). Demgegenüber sind die Belastungen und Einschränkungen durch die Therapiemaßnahmen unmittelbar und im eigenen Lebensalltag erfahrbar. Viele Patienten verbinden mit den empfohlenen Therapiemaßnahmen eine Einbuße der Lebensfreude. Diese behandlungsbedingten Einschränkungen sind im Gegensatz zu den in weiter Ferne liegenden möglichen Folgen allerdings unmittelbar und im eigenen Lebensalltag erfahrbar.

Therapie des Typ 2-Diabetes - das typische Selbstkontrolldilemma:

- Die Umsetzung der Therapie des Typ 2-Diabetes erfordert Verzicht und eine Veränderung lieb gewonnener Lebensgewohheiten
- Behandlungsbedingte Einschränkungen der Lebenqualität werden unmittelbar im Alltag erlebt
- Die positiven Folgen einer erfolgreichen Selbstbehandlung in Bezug auf die Vermeidung von Komplikationen sind nur schwer erfahrbar und liegen in einer unbestimmten Zukunft
- Die Verringerung des Risikos von möglichen Folgeerkrankungen ist eine primär negative Motivation, die langfristig vorausschauendes Denken sowie eine realistische Risikoeinschätzung erfordert

1.6.2.6. Komplexität der Behandlungsanforderungen

Der Typ 2-Diabetes ist zumeist mit den Merkmalen des metabolischen Syndroms assoziiert, so dass in der Regel neben der Hyperglykämie auch die Hypertonie und Hyperlipidämie behandelt werden müssen. Hierzu gibt es eine Reihe unterschiedlicher Therapieempfehlungen, verschiedene Formen der Selbstkontrolle sowie die Empfehlung, Risikoparameter und Gesundheitszustand regelmäßig kontrollieren zu lassen. In der Summe ist die Therapie des Typ 2-Diabetes mit einer Vielzahl von Therapieanforderungen verbunden, welche teilweise nur sehr schwer umzusetzen sind (z.B. Gewichtsreduktion, Nichtrauchen, Bewegungssteigerung). Gelingt es nicht, die komplexen Therapieanweisungen auf einfache, schrittweise zu steigernde Anforderungen zu reduzieren, kann die Komplexität der Therapieanforderungen zu einer weiteren Behandlungsbarriere werden.

Komplexität der Therapieanforderungen aufgrund des Diabetes und dessen Begleit-/Folgeerkrankungen:

- Komplexe Therapieanforderungen werden schlechter umgesetzt als einfache
- Eine Vielzahl unterschiedlicher therapeutischer Empfehlungen fördert nicht deren Umsetzung
- Die Vereinbarung weniger, überschaubarer und sofort umsetzbarer Ziele steigert die Wahrscheinlichkeit der Umsetzung

1.6.2.7. Keine Erfolgsgarantie für Behandlungsbemühungen

Vielfach haben Menschen mit Typ 2-Diabetes bereits die Erfahrung gemacht, dass die Veränderung des Gewichtes, der Ess- oder Bewegungsgewohnheiten schwierig ist. Zum einen erfordert die Umsetzung dieser Therapiemaßnahme eine sehr komplexe Verhaltensänderung, zum anderen ist die Gefahr sehr groß, wieder in alte Verhaltensmuster zurückzufallen. Aufgrund der Progredienz der Erkrankung garantiert die Umsetzung der Therapiemaßnahmen zudem nicht automatisch einen Behandlungserfolg. So muss beispielsweise eine Gewichtsreduktion nicht unbedingt mit einer Verbesserung der Blutzucker, -fett oder -druckwerte einhergehen. Erkennen Personen jedoch keine Kontingenz zwischen ihren Handlungen und dem nachfolgenden Ergebnis, sinkt ihre Bereitschaft, ihr Verhalten entsprechend zu ändern.

Mangelnde Kontingenz zwischen Umsetzung von Therapiemaßnahmen und Therapieerfolg:

- Die Wertigkeit von Therapiemaßnahmen ändern sich im Verlauf der Erkrankung
- Keine Garantie für Behandlungserfolg
- Die Auswirkungen der Therapiebemühungen in Bezug auf die Stoffwechselwerte sind nicht immer garantiert (mangelnde Kontingenz zwischen Aufwand und Ergebnis)

1.6.2.8. Arztzentrierte Behandlungserwartung

Die Therapie des Typ 2-Diabetes erfordert ein aktives Krankheitsverhalten sowie die Fähigkeit, aufgrund eigener Handlungskompetenzen die Erkrankung selbst zu behandeln ("Selbstwirksamkeit"). Dem steht jedoch eine häufig sehr passive, arztzentrierte Behandlungserwartung der Patienten gegenüber. Nicht selten wird dem Arzt die wesentliche Verantwortung für die Diabetestherapie (Medikation, Durchführung der Kontrolluntersuchungen etc.) zugeschrieben. Das Modell für die Arzt-Patientenbeziehung ist häufig durch die Behandlung akuter Erkrankungen geprägt, was sich allerdings bei der Therapie chronischer Erkrankungen wie Typ 2-Diabetes als eher hinderlich erweist.

Passive, arztzentrierte Behandlungserwartung von Patienten:

- Häufiger Wunsch nach Therapieoptionen, die nicht die aktive Rolle des Patienten erfordern
- Oft passive Behandlungserwartung an den Arzt
- Wunsch nach Verantwortungsübernahme für die Therapie und dessen Erfolg durch den Arzt

1.6.3. Konsequenzen für die Schulung und Behandlung

Aufgrund der skizzierten psychologischen Randbedingungen des Typ 2-Diabetes sowie der Art und Weise, wie Menschen diese Krankheit in ihrem Alltag erleben, fällt es Menschen mit Diabetes besonders zu Beginn der Erkrankung oft sehr schwer, sich angemessen um ihre Krankheit zu bemühen. Da das Erleben des Patienten jedoch entscheidend den Therapieprozess steuert, ist es sinnvoll, nach Wegen zu suchen, wie diese psychologischen Barrieren in der Schulung und Behandlung von Menschen mit Typ 2-Diabetes reduziert werden können.

1.6.3.1. Diabetesschulung zu Beginn der Erkrankung

Trotz ausreichender Evidenz für die Effektivität und Effizienz von Schulungs- und Behandlungsprogrammen bei Diabetes, gibt es in Deutschland bei Menschen mit Typ 2-Diabetes deutliche Schulungsdefizite (7). Noch immer ist ein großer Anteil von Patienten bis heute nie geschult worden. Zudem erhalten die wenigsten Patienten unmittelbar nach der Manifestation der Erkrankung ein strukturiertes Schulungsangebot. Zu Beginn der Erkrankung wäre eine Schulung jedoch am sinnvollsten. Dies ist der günstigste Zeitpunkt, um durch die Vermittlung von Wissen und Fähigkeiten im

Umgang mit dem Diabetes von Beginn an sowohl die Ernsthaftigkeit des Typ 2-Diabetes zu erfahren, als auch zu erleben, dass diese Erkrankung gut und erfolgreich behandelt werden kann. Ohne eine Schulung des Patienten ist ein eigenständiger Umgang mit der Erkrankung (Selbstmanagement, Empowerment) jedoch nur eingeschränkt möglich.

1.6.3.2. Reine Wissensvermittlung greift zu kurz

Schulungsformen, die primär auf die Wissensvermittlung über die Ursachen des Diabetes und dessen Behandlung abzielen, haben zwar nachgewiesenermaßen einen Einfluss auf das Wissen der Patienten. Dieser Wissenszuwachs steht jedoch zumeist in keinem Zusammenhang mit behandlungsrelevanten Vehaltensweisen oder Merkmalen der glykämischen Kontrolle bzw. einer Reduktion von Risikofaktoren für diabetesassozierte Folgekomplikationen. Die Vermittlung von diabetesspezifischen Wissen ist eine zwar notwendige, nicht aber hinreichende Bedingung für eine erfolgreiche Selbstbehandlung. Entsprechend den Leitlinien der Deutschen Diabetes Gesellschaft sollten daher Schulungsformen, die primär Wissen über die Erkrankung und deren Behandlung vermitteln, in der Diabetesschulung nicht mehr angewandt werden (7).

Dagegen haben sich Schulungsformen, die den Patienten aktiv in den Schulungsprozess miteinbeziehen, ihn dazu motivieren, persönliche Behandlungsziele zu erarbeiten sowie neben der Vermittlung von Wissen und Fertigkeiten über den Diabetes und dessen Behandlung auch konkrete Hilfestellungen zur Verhaltensveränderung und den Transfer der Schulungsinhalte in den Lebensalltag anbieten, als effektiv erwiesen (6,7,14). Eine moderne Diabetesschulung wird daher heute als "Selbstmanagement-Schulung" bezeichnet (1,3). Sie soll neben der Vermittlung von Wissen über die Erkrankung und deren Behandlung das übergeordnete Ziel verfolgen, Menschen mit Diabetes in die Lage zu versetzen, auf der Basis eigener Entscheidungen den Diabetes bestmöglich in das eigene Leben zu integrieren (5).

1.6.3.3. Krankheits- und Problembewusstsein schaffen

Die Etablierung eines adäquaten Krankheits- und Problembewusstseins stellt eine wesentliche motivationale Bedingung für einen aktiven Umgang mit den Anforderungen der Erkrankung dar (13). Jedes Schulungsprogramms für Typ 2-Diabetiker sollte daher einen Rahmen für die individuelle emotionale und kognitive Auseinandersetzung mit der Erkrankung schaffen. In einer guten Schulung werden die Teilnehmer angeregt, über ihre bisherigen Erfahrungen mit der Erkrankung und den diabetesbedingten Folgeerkrankungen zu reflektieren und eine realistische Einstellung zum diesbezüglichen Risiko zu entwickeln. Darüber hinaus sollten sie aufgefordert werden, sich über die Vor- und Nachteile einer Behandlungsoption Gedanken zu machen sowie das "Für und Wieder" alternativer Behandlungsmöglichkeiten abzuwägen.

1.6.3.4. Behandlungsverhalten genauer unter die Lupe nehmen

Im Rahmen der Schulung sollten Typ 2-Diabetiker ebenfalls die Möglichkeit bekommen, mit Hilfe einer strukturierten Selbstbeobachtung, ihre oft seit Jahrzehnten bestehenden Ernährungs- und Bewegungsgewohnheiten näher unter die Lupe zu nehmen und selbst zu bewerten. Da vielen Menschen die problematischen Aspekte dieser Verhaltensweisen aufgrund des bereits beschriebenen Gewohnheitscharakters oft nicht mehr bewusst sind, stellt die Selbstbeobachtung eine Grundvoraussetzung für eine bewusste Änderung derselben dar. Hierfür stehen verschiedene Methoden der Selbstbeobachtung wie zum Beispiel Ernährungstagebücher, Ess- bzw. Bewegungsprotokolle oder Geräte wie Kalorienverbrauchsmesser, Schrittzähler zur Verfügung (9,12).

1.6.3.5. Ziele, Bedürfnisse und Barrieren erfassen

Eine realistische Therapieplanung für den Umgang mit dem Diabetes im Alltag ist nur auf der Basis konkreter Kenntnisse über die persönliche Lebenssituation, die Ziele, Bedürfnisse und Verhaltensbarrieren von Menschen mit Diabetes möglich. In einer modernen Schulung wird daher versucht, diese strukturiert zu erfragen bzw. mit Hilfe von Arbeitsblättern zu erfassen, um eine möglichst gute "Passung" der Schulungsinhalte mit den persönlichen Lebensbedingungen und -zielen zu erreichen. Für die Praxis stehen eine Reihe von Erhebungsinstrumenten oder Fragebögen zur Verfügung, um diese in Schulungs- oder Beratungssituationen ökonomisch und strukturiert zu erheben (9,13,15).

1.6.3.6. Schulungsangebote differenzieren und individualisieren

Häufig werden Diabetesschulungen angeboten, die sich an Menschen mit völlig unterschiedlichen Voraussetzungen hinsichtlich des Alters, der Therapieform, Prognose der Erkrankung, bisherigen Schulungserfahrungen oder persönlichen handicaps richten. Eine Schulung, die sich jedoch nicht an den Bedürfnissen und Lernvoraussetzungen der Teilnehmer orientiert, kann auf diese unterschiedlichen Ausgangsbedingungen nicht Rücksicht nehmen und geht daher oft an den tatsächlichen Problemen der Teilnehmer vorbei bzw. unter- bzw. überfordert sie.

So reicht die Altersspanne von Menschen mit Typ 2-Diabetes von jungen (MODY: *maturity onset diabetes of the young*) bis hin zu hochbetagten Menschen, so dass es sich schon alleine aus lernpsychologischen Gesichtspunkten anbietet, differenzierte Schulungsprogramme anzubieten. Noch gravierender ist jedoch der Umstand zu bewerten, dass die in den Schulungsprogrammen vermittelten Inhalte sich nach der Prognose des Diabetes orientieren müssen (10). Während bei Typ 2-Diabetikern, die im mittleren Lebensalter erkranken, die Therapieziele wie bei Typ 1-Diabetikern auf eine optimale Diabeteseinstellung ausgerichtet sein sollten, sind diese Therapieziele bei Menschen, die erst im höheren Lebensalter an Typ 2-Diabetes erkranken, nicht mehr so streng zu formulieren. Hier ist aufgrund der geringeren verbleibenden Lebensspanne das Risiko, für diabetesbedingte Folgeerkrankungen, sehr gering. Während somit ein Schulungsprogramm, welches auf die Modifikation therapierelevanter Verhaltensweisen (z.B. Ernährung, Übergewicht, Bewegung) zielt, für Patienten, mit einer Diabetesmanifestation im mittleren Lebensalter sehr sinnvoll ist, gilt dies umso geringer bzw. ist geradezu kontraindiziert, je älter ein Patient bei der Diabetesmanifestation ist. Die Deutsche Diabetes Gesellschaft fordert daher, dass die "*Schulungsmethoden, das Curriculum und die Schulungsmaterialien in angemessener Weise auf die Zielgruppe von Menschen im mittleren Lebensalter und deren Krankheitserleben, Bedürfnisse und Lebenssituation zugeschnitten sein müssen*" (4).

Strukturiertes Schulungsprogramm

Ein strukturiertes Schulungsprogramm für Menschen mit Typ 2-Diabetes sollte entsprechend den Leitlinien der Deutschen Diabetes-Gesellschaft (Herpertz et al., 2003) folgende Inhalten umfassen:

- Hilfestellung zu adäquaten Krankheitserleben und Motivation zur Behandlung; Unterstützung zum eigenverantwortlichem Umgang mit dem Diabetes (Empowerment)
- Formulierung und Bewertung von individuellen Therapiezielen
- Vermittlung von Kenntnissen über die Grundlagen der Erkrankung und dessen Behandlung (Ursachen des Diabetes, klinische Merkmale, Verlauf und Prognose etc.)
- Vermittlung von Kenntnissen und Fähigkeiten zur Behandlung der Erkrankung (Verhaltensmodifikation, Prinzipien der medikamentösen Diabetestherapie, Insulintherapie etc.)
- Erlernen von Selbstkontrollmaßnahmen (Harn- bzw. Blutzuckerselbstkontrolle, Blutdruckselbstkontrolle etc.)
- Erlernen von Selbstbeobachtungs-, Selbstbewertungs- und Selbstkontrollstrategien in bezug auf diabetesrelevante Verhaltensweisen (Ernährung, Bewegung, Fußpflege etc.)
- Erkennung, Behandlung und Prävention von Akutkomplikationen (Hypoglykämien, Infektneigung etc.)
- Erkennung, Behandlung und Prävention von Risikofaktoren (Hyperlipidämie, Hypertonie, Nikotin etc.) für makroangiopathische Folgeerkrankungen (Herzinfarkt, Apoplex etc.)
- Erkennung, Behandlung und Prävention von diabetischen Folgeerkrankungen (Nephropathie, Retinopathie, Neuropathie, erektile Dysfunktion, diabetischer Fuß etc.)
- Bedeutung der Ernährung im Kontext der Diabetesbehandlung. Vermittlung von Kenntnissen und Fähigkeiten in bezug auf die Gestaltung einer kalorienreduzierten bzw. kohlenhydratdefinierten Kost. Erarbeitung und praktisches Einüben eines Ernährungsplanes unter Berücksich-

tigung der individuellen Lebensgewohnheiten und in Abhängigkeit von der Therapieform

- Bedeutung der körperlichen Bewegung im Rahmen der Diabetesbehandlung. Erarbeitung und praktisches Einüben eines Bewegungsplanes unter Berücksichtigung der individuellen Lebensgewohnheiten, der Therapieform und des Gesundheitsstatus
- Verhalten in besonderen Situationen (Krankheit, Reisen etc.)
- Hilfestellung zum erfolgreichen Umgang mit Erschwernissen der Diabetestherapie im Alltag
- Sozialrechtliche Aspekte des Diabetes (Beruf, Führerschein, Versicherungen etc.)
- Kontrolluntersuchungen (Gesundheitspass Diabetes) und Nutzung des Gesundheitssystems für einen gesundheitsbewussten Umgang mit dem Diabetes

1.6.3.7. Soziale Unterstützung

Das Selbstmanagementverhalten wird auch durch das soziale Umfeld beeinflusst. Daher sollten auch Angehörige oder andere Bezugspersonen in die Schulung und Behandlung integriert werden sowie Themen zur sozialen Unterstützung im Rahmen der Schulung behandelt werden.

1.6.3.8. Hilfen bei Motivationsproblemen anbieten

Neben der Vermittlung von Wissen und Fertigkeiten zur Selbstbehandlung und deren Umsetzung im Alltag, sollten jedem Diabetiker auch konkrete Hilfestellungen zur Bewältigung von Motivations- oder Verhaltensproblemen angeboten werden. Eine angemessene Unterstützung für diese Probleme ist häufig nicht im Rahmen einer Basisschulung zu realisieren, da hierfür spezielle Schulungskonzepte (z.B. Coping-Schulung, ☞ Kap. 2.2.) oder Beratungsmöglichkeiten notwendig sind und angeboten werden können.

Patienten, bei denen aufgrund von persönlichen Schwierigkeiten oder bestimmter Problemsituationen im Leben die Umsetzung der Therapiemaßnahmen erschwert wird, sollte frühzeitig im Rahmen der Diabetestherapie eine psychologische oder psychotherapeutische Unterstützung angeboten werden. Dies gilt besonders für Patienten, die Schwierigkeiten haben, den Diabetes und dessen möglichen Konsequenzen (z.B. Akut- und Folgekomplikationen) zu bewältigen oder aufgrund gravierender Lebensprobleme (z.B. psychische Erkrankungen wie Depressionen, Ängste, Essstörungen) nicht in der Lage sind, die Therapie erfolgreich durchzuführen.

1.6.4. Negative Einstellungen, antizipierte Barrieren von Menschen mit Typ 2-Diabetikern bezüglich Insulin

Reicht eine orale Medikation für die Behandlung des Typ 2-Diabetes nicht mehr aus, so dass zusätzlich exogenes Insulin gespritzt werden muss, reagieren Patienten, die bisher noch keine Erfahrung mit der Insulintherapie haben, oft sehr zögerlich auf den Vorschlag des Arztes, mit dem Insulinspritzen zu beginnen. Diese oft eher negative Einstellung zu der Spritzentherapie von Betroffenen stellt oft eine entscheidende Hemmschwelle für eine rechtzeitige Insulintherapie dar (2, 8,16).

"Angst vor der Insulinspritze"
In der UKPDS-Studie (17) führten 27 % (180) der 676 Patienten, die auf den Therapiearm Insulin randomisiert wurde, die Insulintherapie nicht durch. Die "Verweigerung" war bei übergewichtigen Patienten mit 30 % höher als bei nicht übergewichtigen Typ 2-Diabetikern (24 %). Im Vergleich zu den Therapiearmen Chlorpropamid und Glibenclamid fällt auf, dass die Ablehnung im Therapiearm Insulin deutlich höher ausfällt, da in den beiden anderen Therapiegruppen jeweils nur ein Prozentsatz von 13 % bzw. 7 % "Therapieverweigerung" registriert wurde.

Ein Überblick über die in der bisherigen Literatur genannten Barrieren der Insulintherapie lässt jedoch vermuten, dass weniger die Angst vor der Insulininjektion, sondern eine Vielzahl anderer Gründe für diese oft ablehnende Haltung verantwortlich ist. Eine Kenntnis, welche Ängste und Befürchtungen bei Menschen mit Typ 2-Diabetes im Zusammenhang mit der Insulintherapie häufig ausgelöst werden, kann jedoch zu einem besseren Verständnis der Patienten führen.

1.6.4.1. Krankheitserleben

Da der Typ 2-Diabetes von vielen Menschen noch immer als die "leichtere" Form des Diabetes angesehen wird, wird auch die Ernsthaftigkeit und Progredienz der Erkrankung häufig erst im Stadium der Intensivierung der Therapiebemühungen mit Insulin realisiert. Die Insulinspritze steht daher symbolisch für den Übergang von einem vermeintlich "leichten" zu einem "schweren" Diabetes. Vorbehalte gegenüber dem Insulin sind daher zu einem gewissen Anteil Ausdruck einer inneren Weigerung, den Diabetes als eine ernsthafte, bedrohliche Erkrankung zu akzeptieren, der ein aktives Behandlungsverhalten des Patienten notwendig macht.

1.6.4.2. Iatrogene Angstinduzierung

Die häufig negative Einstellung von Typ 2-Diabetikern gegenüber der Insulintherapie ist sicher zu einem gewissen Anteil auch iatrogen bedingt. In der Schulung und Therapie wird nicht selten zur vermeintlichen Motivierung von Patienten, therapierelevante Verhaltensweisen zu modifizieren (Ess- und Bewegungsgewohnheiten, Gewichtsreduktion, Selbstkontrolle) die Insulinspritze als Drohung und *ultima ratio* der Diabetestherapie eingesetzt. Dies kann zur Folge haben, dass seitens der Patienten das Insulin als "überflüssige Therapieoption" oder eine Art "Bestrafung" für Therapieversagen angesehen wird.

1.6.4.3. Endgültigkeit der Therapieentscheidung

Für einige Patienten weist eine Insulintherapie nicht den Charakter einer - auch prinzipiell wieder revidierbaren - Behandlungsoption, sondern eher den einer endgültigen, lebenslangen Behandlungsform auf. Ihnen wird mit dem Übergang zur Insulintherapie der chronische Verlauf der Erkrankung bewusst, welche nicht heilbar ist, sondern bei der mit einer optimalen Therapie bestenfalls ein möglicher negativer Krankheitsverlauf vermieden werden kann.

1.6.4.4. Einschränkung im Lebensalltag

Als eine weitere potentielle Barriere können Befürchtungen von Patienten identifiziert werden, wonach die Insulintherapie sie weitaus mehr im Leben einschränke, als ihre bisherige Behandlung. Sie befürchten als Folge der Insulintherapie eine Einbuße ihrer Lebensqualität und einen Verlust an Freiheitsgraden im Leben. Von Patienten werden oft Vorbehalte geäußert, wonach das Spritzen und Messen sie zeitlich einschränke oder die Zubereitung der Mahlzeiten komplizierter würde. Aber auch Ängste, dass Alltagsaktivitäten wie Feste und Feiern, Ausschlafen oder Urlaubsfahrten, plötzlich komplizierter würden, spielen hier eine Rolle.

1.6.4.5. Soziale und berufliche Konsequenzen

Während die Einnahme von Tabletten einfach und unauffällig ist, kann das Prozedere des Insulinsspritzens manchmal problematisch werden, da es auffälliger ist (z.B. am Arbeitsplatz), einer gewissen Vorbereitung bedarf und eher negative Reaktionen bei Außenstehenden hervorrufen kann (z.B. im Restaurant). Potentielle Stigmatisierungsprozesse als chronisch Kranker (z.B. Antizipation einer geringeren Leistungsfähigkeit, Zuweisung einer Krankenrolle) können daher leichter auftreten. Hinzu kommt, dass das Spritzen in unserer Gesellschaft aufgrund der Drogenproblematik eher negativ besetzt ist. Aber auch mögliche negative berufliche (z.B. Einschränkungen in der Berufsausübung) oder soziale Konsequenzen (z.B. Einschränkungen bei der Fahrtauglichkeit) werden als Therapiebarrieren genannt.

1.6.4.6. Überforderung

Gerade ältere Typ 2-Diabetiker geben auch Befürchtungen an, eine mögliche Insulintherapie würde die Behandlung erschweren und sie überfordern. Im Gegensatz zur medikamentösen Therapie, welche relativ einfach zu handhaben ist, wird die Insulintherapie als kompliziert angesehen, da sie technisch aufwendiger ist und mehr Fehlermöglichkeiten bietet.

1.6.4.7. Angst vor der Nadel

Natürlich werden auch Ängste vor der Injektion genannt. In der Regel handelt es sich hierbei um eine Erwartungsangst, die sich zumeist mit der Erfahrung im Umgang mit der Spritze schnell reduziert. Probleme im Zusammenhang mit der Insulininjektion spielen im Vergleich zu anderen diabetesbedingten Problembereichen bei Diabetespatienten eine untergeordnete Rolle. Klassische Nadelphobien kommen sehr selten vor (7).

1.6.4.8. Schmerzen bei der Insulininjektion

Schmerzen beim Injektionsvorgang können ebenfalls eine Barriere darstellen. Vor allem Menschen mit Untergewicht, die kaum über Unterhautfettgewebe verfügen, können das Spritzen als unangenehm oder schmerzhaft empfinden. Hierbei ist vor allem an ältere Menschen zu denken, deren Körpergewicht eher gering ist oder die aufgrund von Mangelernährung oder Bettlägerigkeit in der letzten Phase ihres Lebens stark abnehmen.

1.6.4.9. Nebenwirkungen

Eine hauptsächliche Barriere betrifft Befürchtungen bezüglich möglicher Nebenwirkung der Insulintherapie. An erster Stelle steht hier das Risiko von Unterzuckerungen, welches sich aufgrund der Insulintherapie erhöht bzw. neu auftritt. Gerade für eher ängstliche oder alleinstehende Patienten kann diese Tatsache einen entscheidenden Grund für die Ablehnung einer Insulintherapie darstellen. Aber auch eine Gewichtszunahme, als mögliche Folge einer Insulintherapie, wird von nicht wenigen Menschen befürchtet.

1.6.4.10. Zwang zur Blutzuckerselbstkontrolle

Mit der Insulintherapie ist zumeist auch die Notwendigkeit verbunden, regelmäßig den Blutzucker selbst zu messen. Im Vergleich zur Insulininjektion erleben die meisten Typ 2-Diabetiker die Bluzuckermessung jedoch als belastender und unangenehmer.

1.6.4.11. Angst vor Fehlern bei der Insulininjektion

Während die Medikamenteneinnahme von Patienten als vergleichsweise einfach eingeschätzt wird, befürchten manche Patienten, dass mit einer Insulintherapie und der damit erforderlichen Blutzuckerselbstkontrolle die Therapie erheblich komplexer, komplizierter und fehleranfälliger wird. Besonders ältere Menschen sorgen sich, mit dem Vorgang der Insulindosierung und Injektion überfordert zu sein bzw. fürchten die Abhängigkeit von technischen Geräten.

Häufig geäußerte Befürchtungen von Menschen mit Typ 2-Diabetes im Zusammenhang mit der Insulintherapie:

- ... *"jetzt habe ich eine ernsthafte Krankheit, einen richtig "schweren" Diabetes"*
- ... *"das ist die Quittung dafür, dass ich nicht abgenommen und mich bisher nicht richtig um meinen Diabetes gekümmert habe"*
- ... *"mit Insulin wird mein Leben komplizierter"*
- ... *"ich würde mich nie in der Öffentlichkeit spritzen"*
- ... *"mit Insulin bin ich in meinem Beruf nicht mehr so flexibel"*
- ... *"eine Insulintherapie ist zu kompliziert, das schaffe ich nicht"*
- ... *"ich kann mir nicht vorstellen, mich selbst zu spritzen"*
- ... *"das Spritzen tut mir weh"*
- ... *"wenn ich Insulin spritze, kann ich schwere Unterzuckerungen bekommen"*
- ... *"mit der Insulintherapie wird es auch notwendig, regelmäßig meinen Blutzucker zu messen"*
- ... *"Insulin macht dick"*

1.6.5. Konsequenzen für die Schulung und Behandlung

Die Gründe, warum Typ 2-Diabetiker der Insulintherapie anfänglich oft sehr skeptisch gegenüberstehen, sind vielfältig. Da bei entsprechender Dauer der Diabeteserkrankung eine Insulintherapie jedoch in den meisten Fällen eine sinnvolle und notwendige Therapieoption darstellt, ist es eine wichtige Aufgabe für den behandelnden Arzt/das Diabetesteam, mögliche Barrieren gegenüber dem Insulin zu erkennen bzw. mit geeigneten Maßnahmen zu reduzieren.

1.6.5.1. Insulin als Therapieoption fair darstellen

Je frühzeitiger und umfangreicher eine Schulung angeboten wird, desto eher bekommt ein Patient das Wissen, dass nicht die Therapieform, sondern vor allem das Therapieergebnis darüber entscheidet, ob und in welchem Ausmaß der Diabetes einen negativen Einfluss auf die Lebensqualität und -prognose des Einzelnen nehmen kann. In einer guten Schulung soll daher dem Patienten vermittelt werden, dass es verschiedene Stadien der Erkrankung gibt und die Wahl der richtigen Therapie von den konkreten Ergebnissen der jeweiligen Therapieform abhängt. Die Insulintherapie muss daher den Typ 2-Diabetikern bereits bei der Erstschulung als eine mögliche Therapieoption dargestellt werden. Gerade im Stadium des nichtinsulinpflichtigen Diabetes sollte unbedingt darauf geachtet werden, nicht mit dem Verweis auf eine mögliche Insulinpflicht eine (vermeintliche) Verbesserung der Compliance der Patienten erreichen zu wollen.

1.6.5.2. Befürchtungen und Ängste ernst nehmen

Die meisten Menschen mit Bedenken vor der Insulintherapie vermeiden es, sich konkret mit dieser Therapieoption auseinanderzusetzen. Daher sind viele der Befürchtungen klassische Vorurteile, da aufgrund dieses Vermeidungsverhalten die Beschäftigung mit dieser Thematik vermieden wird. In der Schulung und Beratung ist es daher sinnvoll, die Einwände von Patienten ernst zu nehmen und sich mit diesen auseinanderzusetzen. Da häufig die tatsächlichen Gründe für die Bedenken bezüglich der Insulintherapie von Typ 2-Diabetikern nicht bzw. nur sehr zögerlich geäußert werden, ist es sinnvoll, im Gespräch gezielt nach diesen zu fragen. Ein Wissen um die von Patienten am häufigsten genannten Barrieren der Insulintherapie kann die Kommunikation verbessern und eine Hilfe darstellen, diese Hemmnisse gezielt anzusprechen.

1.6.5.3. Vorteile der Insulintherapie herausstellen

Menschen mit einer eher negativen Einstellung zum Insulin neigen dazu, sich eher mit den problematischen Aspekten der Insulintherapie auseinanderzusetzen und mögliche positive Auswirkungen dieser Therapieform auszublenden. Daher ist es wichtig, dem Patienten auch die Vorteile der Insulintherapie, bezogen auf sein Leben, zu verdeutlichen. Hierzu zählen besonders die oft bessere Einflussnahme auf die Blutzuckerwerte und die Möglichkeiten einer flexibleren Lebensführung. Insulin ist gerade in Situationen, in denen Menschen mit Diabetes mit besonderen Situationen (z.B. Einladungen, Urlaub) oder Schwierigkeiten (z.B. Krankheiten, Blutzuckerentgleisungen) konfrontiert sind, die viel effektivere Behandlungsoption, um den Blutzucker zu steuern.

1.6.5.4. Nebenwirkungen der Insulintherapie besprechen

Sowohl die Angst vor möglichen Unterzuckerungen, wie auch vor einer Gewichtszunahme, sind ernstzunehmende Befürchtungen. Hier gilt es im besonderen Maße, auf diese Ängste einzugehen und dem Patienten vor allem Wissen, Kenntnisse und Fähigkeiten zu vermitteln, wie er sowohl schwere Unterzuckerungen, als auch eine Gewichtszunahme vermeiden kann. Gerade bezüglich der Gewichtsentwicklung verstehen viele Patienten nicht, warum plötzlich mit der Insulintherapie der Gewichtsreduktion nicht mehr die Bedeutung wie in der nichtinsulinpflichtigen Phase zukommt und von dem Arzt in der Regel sogar eine moderate Gewichtszunahme toleriert wird.

1.6.5.5. Befristeter Therapieversuch

Als eine sehr effektive Maßnahme gegen Befürchtungen im Zusammenhang mit der Insulinspritze haben sich befristete Therapieversuche bewährt. Der Patient wird hierbei gebeten, sich für einen definierten Zeitraum auf eine Insulintherapie einzulassen und somit konkrete Erfahrungen mit dieser Therapieform zu sammeln. Im Gegenzug bekommt er die Gewissheit, dass es sich hierbei um ein Experiment handelt, welches er jederzeit abbrechen und sich auch gegen diese Therapie entscheiden kann. Der Vorteil dieses Verfahren liegt darin, dass ein Patient sich auf die Insulintherapie einlässt und die erste Schwellenangst vor dem Insulin verliert. Auf der Basis eigener Erfahrungen im Umgang mit der Insulintherapie entscheidet sich dann nur ein sehr geringer Prozentsatz der Patienten gegen das Insulin.

1.6.5.6. Ausprobieren

Ein Merkmal von Angst besteht darin, dass sich diese häufig im Kopf abspielt. Oft reicht schon die Vorstellung, was möglicherweise passieren könnte, aus, um sich innerlich zu verkrampfen und die angstauslösende Situation zu vermeiden. Bei der Therapie der Angst haben sich aktivierende Verfahren, in denen Menschen sich gezielt mit einer angstauslösenden Situation auseinandersetzen, als besonders erfolgreich erwiesen. Patienten mit Ängsten vor der Spritze sollten daher in einer möglichst angstfreien Atmosphäre (z.B. nicht in der Gegenwart anderer Personen) mit einer kompetenten Unterstützung (z.B. einer Vertrauensperson) das Insulinspritzen ausprobieren. Untersuchungen weisen darauf hin, dass bei den meisten Menschen die Angst vor der Spritze nach mehrmaligem Üben mit entsprechenden Erfolgserlebnissen relativ rasch verschwindet. Auch Entspannungverfahren haben sich bei der Behandlung von Ängsten bewährt. Erweist sich die Angst vor der Spritze bzw. vor der Insulintherapie als sehr massiv, sollte ein fachkundiger Psychologe oder Psychotherapeut mit einbezogen werden (7).

1.6.5.7. Wahl der richtigen Insulintherapie

Eine weitere wichtige Voraussetzung für die Akzeptanz, wie auch das Gelingen der Insulintherapie, ist sicher die Wahl der richtigen Form der Insulinbehandlung. Hierfür ist es wichtig, neben medizinischen Aspekten vor allem auch die Alltagsbedingungen, Fähigkeiten, Vorlieben und Schwierigkeiten des Patienten zu erfassen und diese gemeinsam mit ihm zu besprechen. Sinnvoll ist es auch, den Patient aktiv in diesen Entscheidungsprozess mit einzubeziehen. Selbstgewählte Entscheidungen sind langfristig tragfähiger, als wenn ein Patient zu einer Therapieform überredet, nicht aber überzeugt wurde.

1.6.6. Literatur

1. Anderson RM (1995). Patient empowerment and the traditional medical model. A case of irreconcilable differences? Diabetes Care, 18, 412-415

2. Bashoff ED, Beaser RS. (1995). Insulin therapy and the reluctant patient: overcoming obstacles to success. Postgrad Med, 97, 93-96

3. Clement S (1995). Diabetes self-management education. Diabetes Care,18, 1204-1214

4. Deutsche Diabetes Gesellschaft (2000): Empfehlungen zur Schulung von Patienten mit Typ-2-Diabetes im mittleren Lebensalter. Diabetologie Informationen, 1, 27-32

5. European Diabetes Policy Group (Ed.) (2000). Leitfaden zu Typ-2-Diabetes mellitus. Diabetes und Stoffwechsel, 9, 104-136

6. Glasgow R, Anderson R (1999). In diabetes care moving from compliance to adherence ist not enough; something entierely different is needed. Diabetes Care,22, 2090-2091

7. Herpertz S, Petrak F, Albus C, Hirsch A, Kruse J, Kulzer B (2003). Evidenzbasierte Diabetes-Leitlinie DDG. Psychosoziales und Diabetes mellitus. Diabetes und Stoffwechsel, 12, 35-58.

8. Hunt LM, Valenzuela MA, Pugh JA (1997): NIDDM patients´ fears and hopes about insulin therapy. Diabetes Care, 20, 292-298

9. Kohlmann CW, Kulzer B (1995). Diabetes und Psychologie. Diagnostische Ansätze. Bern, Göttingen, Toronto, Seattle: Huber

10. Kulzer B (1999): Schulung "junger" Typ-2-Diabetiker: Umdenken tut not! Diabetesprofi, 5, 14-19

11. Kulzer B (2001a) Psychologische Aspeke des Diabetes. In H. Schatz (Hrsg.), Diabetologie kompakt - Grundlagen und Praxis (S. 31-37). Berlin: Blackwell Wissenschaft.

12. Kulzer B, Hermanns N, MaierB, Bergis KH, Haak T, Reinecker H (2001b). Mehr Diabetes Selbstmanagement Typ-2. Ein Schulungs- und Behandlungsprogramm für Menschen mit Diabetes, die nicht Insulin spritzen. Bad Mergentheim: Diabetes Akademie; Mainz: Kircheim-Verlag,

13. Kulzer B, Hermanns N (2001c). Mehr Diabetes Selbstmanagement Typ 2: Ein neues Schulungsprogramm für Menschen mit nicht-insulinpflichtigem Typ-2-Diabetes. Praxis Klinische Verhaltensmedizin und Rehabilitation, 54, 129-137

14. Norris SL, Engelau MM, Venkat Narayan KM (2001). Effectivness of self-management training in type 2 diabetes. A systematic review of randomized controlled trials. Diabetes Care, 24, 561-587

15. Polonsky W, Anderson BA, Lohrer, P.A., Welch, G.W., Jacobson, A. M. (1995). Assessment of diabetes-related emotional distress. Diabetes Care,18, 754-760

16. Ratzmann K (1991). The psychological aspects of diabetics with the secondary failure of sulfonylurea therapy. Dtsch Med Wochenschr., 116:87-91

17. United Kingdom prospective diabetes study (UKPDS) (1995). Relative efficacy of randomly allocated diet, sulphonylurea, insulin, or metformin in patients with newly diagnosed non-insulin dependent diabetes followed for three years. BMJ, 310,83-88

1.7. Motivation in der Behandlung

1.7.1. Einleitung

Im Mittelpunkt unseres Beratungsalltags steht der persönliche Kontakt zu Menschen mit Diabetes.

Ob in Gruppenschulungen oder in der Einzelberatung - stets haben wir das Ziel vor Augen, den Menschen mit Diabetes zu befähigen, ja - zu *motivieren*, eigenständig und selbstverantwortlich mit seiner Erkrankung umzugehen und ihn auf diesem Weg helfend und unterstützend zu begleiten.

Doch so gut wir uns auf diese Aufgabe auch vorbereitet haben, so überzeugend wir auch auf den Patienten einwirken können, so müssen wir doch leider immer wieder hinnehmen, dass wir nicht alle Patienten erreichen und motivieren können, den Weg zu gehen, den wir ihnen aufzeigen.

Es ist nicht selten, dass wir im Beratungsalltag an unsere Grenzen gelangen, was uns letztendlich auch zu Selbstzweifeln treiben kann und uns zu verunsichern droht. Zurecht versuchen wir hierfür Gründe zu finden und aus dieser Überlegung heraus ergeben sich viele Fragen, von denen an dieser Stelle nur einige aufgeführt werden können:

- Warum lässt sich der Mensch nicht so leicht von außen motivieren?
- Wie können wir den chronisch kranken Menschen dazu motivieren, seine eigenen Motive zu überprüfen und eventuell neue Motive zu entwickeln?
- Welchen Motiven folgt *er* und warum hält er an ihnen fest?
- Welche persönlichen Aspekte haben wir zu beleuchten, welche Regeln zu beachten, um den Menschen in seiner Welt zu erreichen?
- Wann sollten wir den Status quo akzeptieren?

Und vor allem: Welche Fehler machen wir bereits zu Beginn einer Beratung? Wie können wir die Beratung optimieren?

Mit allgemeinem Selbstverständnis gebrauchen wir den Begriff der *Motivation* in allen Bereichen, in denen wir es mit Menschen zu tun haben. In der Umgangssprache werden hierunter alle Prozesse verstanden, die dazu führen, dass ein positiver Zustand erreicht wird (Kulzer, Diabetes-Journal 11/2001, 15).

Doch es wäre schön, wenn es so einfach wäre, denn Motivationsforscher beweisen uns, wie komplex das Gebiet der Motivationspsychologie ist. Wie interessant und wichtig die Anwendung der Motivationspsychologie für den Beruf des Diabetesberaters ist und welche Möglichkeiten der Umsetzung in einer strukturierten Vorgehensweise in der Patientenberatung bestehen, soll im folgenden leicht verständlich und übersichtlich dargestellt werden.

Was ist Motivation?

Da Motivation nicht als Gegenstand wahrgenommen werden kann, sondern eine gedankliche Konstruktion, eine Hilfsgröße (Fachterminus: hypothetisches Konstrukt) ist, die uns bestimmte Verhaltensbesonderheiten erklären soll (Rheinberg 2000, 14), finden wir in der Literatur voneinander abweichende Definitionen vor. Unter dem Begriff Motivation versteht man im allgemeinen und in der Alltagssprache die kausale Erklärung von Verhalten. Man sucht nach plausiblen Begründungen dafür, warum bzw. wozu Menschen in bestimmter Art und Weise handeln. Es wird angenommen, dass der Mensch für bestimmte Aktivitäten motiviert oder aber nicht motiviert ist. Die Schwierigkeit liegt darin, dass Motivation nie direkt wahrgenommen werden kann, sondern sich immer nur über Anzeichen erschließen lässt (Kanfer, Reinecker, Schmelzer 1991, 62). Dies bedeutet, dass die Auswirkung der Beratung oder Schulung erst nach einer gewissen Zeit anhand des Verhaltens des Patienten zu beobachten ist: Es ist also möglich, dass der Patient nun bestimmte Verhaltensänderungen aufweist, sie auch beibehält, es ist auch denkbar, dass er nach anfänglichem Euphorismus geänderten Gesundheitsverhaltens kurze Zeit später wieder ins alte Muster zurückfällt oder einfach gar nichts tut oder resigniert und sogar gegenteiliges Verhalten zeigt. Diese Reaktionen sind auch verständlich, erfordert es doch viel Geduld und Ausdauer, sich für eine lang währende Sache (z.B. Veränderung des Lebensstils) und unter der Bedingung einer chronischen Erkrankung wie Diabetes zu motivieren. Und da sind gerade das Ziel und die Belohnung entscheidende Faktoren für Motivation. Niemand kann dem Patienten garantieren, dass z.B. diabetische Folgeerkrankungen ausbleiben, solange er sich gesundheitsbewusst verhält. Zurecht stellt sich der Patient hier die Frage: Was erhalte ich als Belohnung für den Verzicht altgeliebter Gewohnheiten?

Insofern geschehen alle Verhaltenstendenzen durch Motivation, unabhängig davon, in welche Richtungen sie verlaufen; sie werden geprägt durch unterschiedliche Indikatoren wie z.B. der Intensität des Verhaltens, dem Widerstand gegenüber Ablenkung und Ausdauervermögen sowie investierte Kosten und Mühen (Kanfer, Reinecker, Schmelzer, 1991, 62).

Motivation bringen wir zumeist im Zusammenhang mit bestimmten Zuständen wie Wollen, Bemühen, Wünschen, Hoffen etc.; Zustände, die Zielvorstellungen suggerieren. Diese Zielvorstellungen können aus unterschiedlichsten Teilprozessen entstanden sein, gemeinsam ist ihnen nur, einen positiven Zustand zu erreichen (Rheinberg, 2000, 14-15). Übertragen auf den Diabetespatienten müssen wir davon ausgehen, dass jegliches Verhalten und Handeln bezüglich seiner chronischen Erkrankung sowie seiner Einstellung zum Gesundheitsverhalten allgemein auf vielerlei Faktoren in seiner bisherigen psychischen und geistigen Entwicklung basiert, die es zu ergründen gilt. Motivation ist ein kontinuierlicher Prozess (Homöostase), der auf allen Ebenen, auf der zellulären bis hin zur Ebene der Person als Ganzheit abläuft. Da deshalb nie ein Zustand perfekten Gleichgewichts und befriedigter Bedürfnisse erreicht werden kann, sind alle Lebewesen ständig motiviert und sensibel für alle Stimuli, die einen momentanen Gleichgewichtszustand zu stören drohen (Kanfer, Reinecker, Schmelzer, 1991, 63). In früheren Jahren machte man für diesen Prozess zunächst nur angeborene Triebe und Instinkte verantwortlich. Später erkannte man, dass auch andere kognitive Variablen wie Anreize, Erwartungen, subjektive Werte, Gefühle usw. Einflüsse auf unsere Motivation haben. Mit dem Fortschreiten in der Forschung der Motivationspsychologie zeigten sich immer mehr Facetten, die Motivation zu einem komplexen Gebilde formen und es diffus erscheinen lassen.

Deshalb wurden nur die Aspekte herausgestellt und behandelt, die uns im Beratungsalltag behilflich sein können.

Triebe und Instinkte

In der Psychologie werden u.a. Triebe und Instinkte für die Ausführung von Aktivitäten verantwortlich gemacht. Es sind zum Teil angeborene oder im Laufe des Lebens und unter den Einfluss von Erziehung, Wissen und Kultur erworbene Verhaltensweisen, die unseren Lebenserhalt sichern. Dazu zählen zum Beispiel Überlebenstriebe wie Essen und Trinken. Ein lang andauernder Hungerzustand führt dazu, dass alle anderen Bedürfnisse zurückgestellt und alle Ressourcen mobilisiert werden, um das Leben zu sichern. In diesem Fall essen z.B. Hungernde sogar ekelerregende Dinge wie Insekten, Mäuse oder Ratten (Rheinberg, 2000, 23). Es ist also nicht verwunderlich, dass Menschen oftmals an stringent auferlegten Diäten scheitern und wir mit bisherigen sogenannten und inzwischen überholten Diabetesdiäten keine großen Erfolge erzielen konnten, da sie unseren angeborenen *Trieben* widersprechen.

Instinktives Verhalten können wir insbesondere in der Tierwelt beobachten, sei es im Sexual-, Brut- oder Sozialverhalten. Auch Menschen besitzen genetisch bedingte Verhaltenstendenzen, die ihren Ursprung in der Evolutionsgeschichte haben und die bei allen Menschen ähnlich anzutreffen sind (Rheinberg, 2000, 22). Das betrifft zum Beispiel den mimischen Ausdruck oder das Fluchtverhalten bei drohender Gefahr. Zu jedem Auftreten instinktiven Verhaltens gehört ein Erkennen von etwas, ein Gefühl ihm gegenüber und ein Streben hin oder weg von ihm (Rheinberg, 2000, 24). Das bedeutet, dass äußere Einflüsse Emotionen in uns auslösen, die wiederum ein instinktives Verhalten zur Folge haben.

Für die Beratungssituation ist es von Vorteil, wenn wir frühzeitig emotional überlagertes Instinktverhalten wie Abwendung, Flucht, Angst/Furcht oder auch Freude, Glück, Interesse und Antriebswillen am Patienten erkennen, interpretieren bzw. bewerten können, um im Gespräch schnell und patientenorientiert reagieren zu können. Dabei müssen wir berücksichtigen, dass auch wir als Berater *unserem* emotional beeinflussten Instinktverhalten unterlegen sind und ein Patientengespräch möglicherweise so steuern, um zu eigener Zufriedenheit oder Anerkennung zu gelangen (Rheinberg, 2000, 28).

Anreize

Äußere Anreize wie Erwartungen, subjektive Werte, Zuwendung, Erregung von Aufmerksamkeit oder sogar auferlegte Handlungskonsequenzen können als Anreize oder Verstärker den Entschluss zu einer bestimmten Aktivität erleichtern. Gemeinsam mit dem Patienten konkrete Ziele zu vereinbaren, die für sie auch realisierbar sind, fördern die Aktivitätsbereitschaft und lassen aus Bereitschaft Aktivität werden. Dabei sollte der Patient positive Unterstützung in Form von Lob, Anerkennung und Ermutigung von Seiten des Behandlungsteams und/oder seines sozialen Umfeldes erfahren. Wenn der Patient dann Erfolge verspürt wie Schmerzlinderung oder besseres Wohlbefinden, besteht die Hoffnung, dass aus seiner anfänglichen Bereitschaft zur Aktivität Gewohnheit wird (Kanfer, Reinecker, Schmelzer, 1991, 63). Je intensiver er diese Erfahrungen macht, um so mehr ist zu erwarten, dass er seine neu erworbenen Gewohnheiten auch beibehält (Rheinberg, 2000, 37).

Extrinsische Motivation

Extrinsische Motivation funktioniert von außen, zumeist über die bereits oben erwähnten Indikatoren. Des weiteren können wir uns auch selbst motivieren, indem wir uns eigene Ziele setzen und uns als sogenannten äußeren Anreiz mit kleinen Freuden im Alltag belohnen. Ein Beispiel wäre der Kauf eines neuen Kleidungsstückes nach erfolgreicher Gewichtsabnahme. Auch die vierteljährliche Kontrolluntersuchung der Blutwerte, insbesondere des HbA1c, könnte den Patienten dazu anspornen, gute Werte zu erzielen. Wir müssen also feststellen, dass extrinsische Motivation nur wirksam ist, so lang äußere Anreize gegeben sind. Ein ganz anderer Ansatz extrinsischer Motivation ist dagegen der Versuch, über die Förderung des Empowerments Zugang zur persönlichen inneren Motivationslage zu erlangen und auf diesem Wege dem Patienten zu persönlichen Zielsetzungen zu verhelfen.

Intrinsische Motivation

Intrinsisch motivierte Menschen entwickeln Ansätze zur Selbstmotivation und Selbstregulation aus *eigenem* Antrieb heraus, was sich besonders positiv auf eine Aktivität auswirkt. (Rheinberg, 2000, 149). Oftmals gelangt man erst über die extrinsische Motivation mit gewissen Anreizen zur intrinsischen Motivation, die Übergänge können fließend sein.

Beispiel: Ich schließe mich einer Laufgruppe an, um mich zunächst durch die Gruppe (extrinsisch) zum Laufen motivieren zu lassen. Letztendlich habe ich so viel Spaß am Laufsport, dass ich mir sogar, unabhängig von der Gruppe, mein eigenes Trainingsprogramm (intrinsich) auferlege.

Bemerken wir in der Beratung, dass der Patient sich gerade in der Aufbauphase zur Selbstmotivation befindet, ist es besonders wichtig, dass wir ihn dabei in seiner Entscheidungsfindung und Zielsetzung positiv unterstützend begleiten und seine Fertigkeiten zur Selbstregulation und Selbstevaluation fördern (Kanfer, Reinecker, Schmelzer, 1991, 70).

Motivationsstützen

Die erfolgreiche Realisierung erlangter Selbstregulation und Selbstmotivation ist auch abhängig von äußeren Gegebenheiten. Finanzielle Möglichkeiten, Wohnbedingungen, Mobilität, soziale Verhältnisse wie familiäres Umfeld, Freundeskreis oder Hilfs- und Betreuungspersonal können die Motivation entscheidend positiv oder negativ beeinflussen. Älteren, oftmals multimorbiden Patienten, die aufgrund des höheren Alters unter Behinderungen und Gebrechen (Gedächtnis-, Seh-, Hör-, Gehschwäche) leiden, fällt es schwer, sich auf neue Dinge zu konzentrieren und sich zu motivieren (Stuart Hamilton, 1994, 18-29, 42-51). Helfende Unterstützung bei der Bewältigung etwaiger Motivationshemmnisse, kann durch den Berater, z.B. durch die Einbeziehung eines Sozial- und Pflegedienstes oder durch ein Gespräch mit den Angehörigen eingeleitet werden.

Gesundheitsverhalten

Aufklärung; Schulung, Beratung, Motivationsanreize sowie jegliche Aktivitäten wirken sich auf das Gesundheitsverhalten aus. Hier laufen alle Fäden zusammen und im Mittelpunkt steht der Mensch, der autorisiert ist, selbständige Entscheidungen bezüglich seiner Gesundheit zu treffen. Doch unter welchen Bedingungen ist er bereit, seine Einstellung zur Gesundheit zu überprüfen, Risiken wahrzunehmen und an seinem Verhalten etwas zu bewirken? Mit welchen Gedanken (*Kognitionen*) bezüglich seines Gesundheitsverhaltens hat er sich auseinandergesetzt? Wie weit ist der Weg von der *kognitiven* Einstellung zum Handeln? (Schwenkmezger und Schmidt, 1994, 106)

Kognitionen gesundheitsbezogenen Verhaltens gelten als Vorläufer einer Verhaltensänderung oder Verhaltensmodifikation (Voraussetzung hierzu ist die Motivation). Bei der Konkretisierung gesundheitsbezogener Kognitionen können wir dem Patienten mit sechs grundlegenden Fragen behilflich sein, um ihm Klarheit über seine Situation zu verschaffen.

1.7.2. Gesundheitsbezogene Kognitionen im Überblick

(Schwenkmezger und Schmidt 1994, 189):

Ist was?

- *Risikowahrnehmung* → Ist meine Gesundheit gefährdet?
- *Symptomwahrnehmung* → Spüre ich etwas? Was bedeutet es?

Was soll`s?

- *Risikowahrnehmung/Einschätzung der Bedrohlichkeit* → Wie schlimm ist es?
- *Optimismus* → Wie wird das Ganze ausgehen?

Was kann ich tun?

- *Kontrollüberzeugung* → Kann ich selbst etwas tun?
- *Selbstwirksamkeit* → Habe ich die nötige Fähigkeit?

Lohnt sich die Mühe?

- *Subjektiver Wert von Gesundheit* → Wieviel bedeutet mir meine Gesundheit?

Woran liegt es?

- *Attributionen/Attributionsstile* → Was hat die Störung verursacht?

Was liegt vor? - Worum geht es?

- *Krankheitsschemata* → umfassende Vorstellungen von einer Krankheit: Welche Störung liegt vor? Wie lange hält sie an? Wie wird die Krankheit geheilt/gebessert? Welche Folgen hat sie?

Kontrollüberzeugung

Hierunter versteht man die Überzeugung, zu der jemand gelangt, in dem er das Eintreten eines Ereignisses (hier z.B. Manifestation des Diabetes) entweder von seinem eigenen Verhalten (internale Kontrollüberzeugung) oder von äußeren Einflüssen (externale Kontrollüberzeugung) abhängig macht. Der internal Überzeugte wird den Grund für seine Erkrankung in seiner Person suchen, möglicherweise ungesunde Lebensführung, der external Überzeugte dagegen wird den Grund in der genetischen Disposition seiner Familie vermuten. Weitere Erklärungen werden auch in der Macht des Schicksals, Zufälle o.ä. gesucht. Inwieweit sich Kontrollüberzeugungen letztendlich auf die Motivation einer Verhaltensänderung auswirken, konnte anhand von Forschungsergebnissen bisher nicht stringent beurteilt werden, da das konkrete Verhalten von vielen Variablen abhängig ist (Schwenkmezger und Schmidt, 1994, 191).

Selbstwirksamkeit

Als Folge der Kontrollüberzeugung tritt nun die Selbstwirksamkeit in Kraft. Nachdem der Mensch nun zur Überzeugung gekommen ist, dass er sein Verhalten realisieren kann *("...ich kann fettarm kochen, ich kann mich mehr bewegen, ich kann abnehmen")*, wird er sich nun trauen, neues Verhalten auszuprobieren und zu üben. In dieser Phase benötigt der Patient insbesondere positive Unterstützung, Lob und Anerkennung, um ihn weiterhin zu motivieren.

Erlernte Hilflosigkeit

Erlernte Hilflosigkeit bezieht sich auf das sogenannte Lernen aus Konsequenzen (operantes oder instrumentelles Konditionieren) und nicht auf die Aufnahme und Speicherung von Wissen (Comer, 2001, 62-65).

Zumeist entwickelt der Mensch den Zustand der erlernten Hilflosigkeit schon im Kindesalter aufgrund bestimmter Erziehungsstrukturen (Bestrafung/Belohnung). Es sind wiederholt erlebte unangenehme Ereignisse, die unkontrollierbar auftraten und denen er nicht ausweichen konnte. Dies führt zu der Erwartung, dass im wiederholten Falle sich die Situation genauso darstellen wird (Rheinberg, 2000, 95). Der Betroffene resigniert und verhält sich passiv, ist demotiviert (Scheidt und Eikelbeck, 1997, 128). Eine derartige Verhaltensstruktur ist in der Patientenberatung häufig anzutreffen, ein Beispiel hierfür ist die mehrfache Erfahrung mit gescheiterten Diäten *("ich kann machen was ich will, ich nehme sowieso nicht ab")*. Darüber hinaus neigen derartig strukturierte Menschen zur Globalisierung ihrer "mangelnden" Fähigkeiten *("ich schaffe das alles nicht")*, so dass hier zunächst Aufbau zur Gewinnung von Selbstvertrauen geübt werden müsste. Neben diesem motivationalen Defizit besteht die Gefahr, das diese Menschen auch nicht mehr unterscheiden können, wenn Schwierigkeiten tatsächlich durch ihr eigenes Handeln eintreten (Rheinberg, 2000, 97), (Kulzer, Diabetes Journal, 1999, 22-24).

Attributionstheorie

Die Attributionstheorie beinhaltet eine wichtige aber auch sehr komplexe Form gesundheitsbezogener Kognitionen. Attributionsprozesse sind bedeutsam für die Bewältigung von Krankheit und Stresssituationen und üben subjektiven Einfluss auf das Verhalten und vor allem auf die Kraft und *Motivation* eines (hier chronisch kranken) Menschen aus. Der Mensch hat das Bedürfnis nach Orientierung in seiner sozialen Umwelt. Deshalb ist er bestrebt, für Ereignisse, die plötzlich und unerwartet in sein Leben treten, Erklärungen bzw.

Ursachen zu suchen und zu finden (Schwenkmezger und Schmidt, 1994, 67).

Solche Schicksalsschläge kann er nicht einfach hinnehmen, sondern er versucht sie zu verarbeiten durch Fragen: "*Wieso ist das so? Warum gerade ich? Wer ist dafür verantwortlich?*" (Scheidt und Eikelbeck, 1997, 125). Diese Ursachenforschung löst Attributionsprozesse aus. Die Art und Weise der Verarbeitung ist abhängig vom jeweiligen Attributionsstil, den der Mensch einsetzt. Wichtige Attributionsstile sind

- internal oder external
- stabil oder variabel
- kontrollierbar oder unkontrollierbar

(Schwenkmezger und Schmidt, 1994, 67)

Ein Diabetespatient könnte seine Erkrankung auf die ererbte Disposition zurückführen und damit zwei Ursachen zur Verantwortung heranziehen:

- intern, da Ursache in seiner Person
- stabil und unkontrollierbar durch Vererbung.

Die einzelnen Attributionsstile werden häufig untereinander kombiniert. Patienten, die eher externale Attributionsstile aufweisen, werden sich nicht so leicht dazu motivieren lassen, ihr Leben zu ändern.

Wie wir welche Attributionen einsetzen, ist zum einen abhängig von Erfahrungen, die wir in unserem Leben mit Erkrankungen gemacht haben, zum anderen auch abhängig von bestimmten Krankheitsschemata (Vorstellungen und Bilder über eine Krankheit), die wir in unserem Kopf mit der Zeit entwickelt haben (Scheidt und Eikelbeck, 1997, 127).

1.7.3. Veränderungen von Kognitionen

Wie kann ein Mensch nun seine gesundheitsbezogenen Kognitionen ändern und zu anderen Überzeugungen gelangen? Wodurch wird er *motiviert*?

Hierbei sind verschiedene Veränderungsprozesse beteiligt und der Übergang motivationaler Aspekte zu gesundheitsbezogenen Kognitionen kann fließend sein. **Intrapsychische Faktoren** (Instinkte) wie das Fluchtverhalten durch Verdrängung und Bagatellisierung der Diagnose "Diabetes" oder das Leugnen möglicher Symptome, **sozialpsychologische Prozesse**, die durch den Austausch mit Gleichbetroffenen entwickelt werden können, **klinisch-therapeutische Verfahren** wie Entspannungs-Verhaltens- und Stressbewältigungstrainings sind nur einige Instrumente, die zur Veränderung von Gesundheitsverhalten beitragen können.

Bevor wir Menschen (mit Diabetes) zu gesundheitsbezogenen Veränderungen motivieren wollen, müssen wir uns ein klares Bild darüber verschaffen, *wie* der Patient seine Krankheit erlebt, auf welcher Stufe der *Krankheitsbewältigung* er überhaupt steht.

Motivationsaufbau

Gesundheitsbezogene Kognitionen sowie die vielfältigen Aspekte der Motivationspsychologie sind eng miteinander verwoben, so dass klare Abgrenzungen kaum möglich sind. Sie beruhen auf langjährige Lebenserfahrungen der Patienten, deren Lebensführung und Gewohnheiten sowie Einstellungen zumeist seit Jahrzehnten auf festen Schienen verläuft. Wie gehen wir nun mit solch einem komplexen Problem um. Wie können wir, als Berater Motivation aufbauen und auf therapeutische Ziele und Zwecke hinlenken?

Gesprächsführung

Der Schlüssel zum Erfolg liegt zunächst in der patientenorientierten Gesprächsführung, denn therapeutische Möglichkeiten in der Gesprächsführung stehen im engen Zusammenhang mit den theoretischen Überlegungen zur Verhaltensänderung. Das Gespräch sollte so geführt werden, dass Entscheidungsprozesse unseres Gegenübers vorbereitet und unterstützt werden. Hier haben wir die Chance, das Vertrauen des Patienten zu gewinnen, zu erkennen, *wo steht der Patient, wie geht er mit seiner Lage um, womit muss ich rechnen (depressives Verhalten?), wo kann ich ihn an die Hand nehmen und Hilfe anbieten?* Aktives Zuhören ist dabei das Zaubermittel, was uns den Weg zum Vertrauensaufbau ebnet: Blickkontakt, zugewandte Körperhaltung, Ermunterung, Zulassen von Pausen oder Rückfragen zur Überprüfung der Patientenbotschaft (paraphrasieren) etc. sind nur einige Beispiele für eine einfühlsame Gesprächsführung (Anders, Diabetesprofi, 2001, 56-57). Erst, wenn wir das Vertrauen des Patienten gewonnen haben, wird er bereit sein, unsere Hilfe anzunehmen. Voraussetzung für jedes Patientengespräch sind positive Rahmenbedingungen wie Ruhe, Diskretion und eine freundliche Atmosphäre, auch die Klärung organisatorischer Fragen zu Beginn des Gesprächs hat sich bewährt.

Empowerment

Viele Patienten kommen meist mit der Erwartungshaltung des hierarchischen Arzt-Patienten-Verhältnisses. Sie erwarten Ratschläge und Anweisungen von uns, denen sie glauben, folgen zu müssen. Erkenntnisse über die (zumindest langfristige) Erfolglosigkeit einer derartigen Methode der Patientenführung liegen längst vor. Diese Patienten müssen sich erst an die neue Situation gewöhnen, ja sogar wieder lernen, ihre Zielvorstellungen und Motive zu formulieren (Hirsch, Nilsson, Dreyer, Diabetesprofi, 1998, 24). Hierzu bedarf es einer bestimmten Auftragsklärung, in dem wir mit dem Patienten gemeinsam Vereinbarungen über unsere künftige Zusammenarbeit (im Team) treffen und unsere Rollen klar strukturieren (z.B., dass der Patient aktiv mitarbeitet und Verantwortung übernimmt, dass wir ihn dabei unterstützen und Wege zur Selbsthilfe aufzeigen). *Gemeinsam* mit dem Patienten legen wir seine Ziele fest, versuchen an seine vorhandenen Motive "anzudocken" um ihn dazu anzuregen, sich mit seiner Situation auseinanderzusetzen, um ihn zu "empowern", eigene Wege zu beschreiten.

Beratungskonzept

Zur Erleichterung der Vorgehensweise in der Beratung ist es hilfreich, konzeptioniert und strukturiert vorzugehen. Dazu bieten sich viele Möglichkeiten an, von denen hier nur einige wichtige vorgestellt werden sollen (Kanfer, Reinecker, Schmelzer, 1991, 236, 376-379):

Informationssammlung

Die Sammlung von Informationen über den Patienten (oder auch Bedingungsanalyse) begleitet uns durch den gesamten Behandlungszeitraum und ist immer vom Ziel des Interviews abhängig.

Erörterung der speziellen Information als klärende Funktion

Die spezielle Information als klärende Funktion seiner Motivationslage erlaubt eine Beurteilung des Problemzustandes des Patienten hinsichtlich seines Wissensstandes, seiner Beschwerden, Kompetenzen, Gefühlslage usw. Folgende Fragen können es ihm ermöglichen eine (positive) Antwort zu finden:

- Wie wird sich mein Leben entwickeln, falls ich mich ändere?
- Werde ich besser dastehen, wenn ich mich ändere?
- Kann ich es schaffen?
- Was muss ich für eine Änderung investieren? (Lohnt es sich?)
- Kann ich der Unterstützung dieses Beraters (dieser Institution) trauen?

Vermittlung von Informationen

Die Information erfolgt im Kontrast zu der bisherigen Gesprächsführung in einem eher direktiven Stil. Die Inhalte sollten dem intellektuellen Niveau des Patienten angemessen sein (Sicherung durch kurze Rückfragen). Zum besseren Verständnis ist es von Vorteil, hierzu Medien zu nutzen, die mehrere Eingangskanäle ansprechen (z.B. Veranschaulichung durch Bilder o.ä.).

Anregungen für Veränderungen

Hier sollten wir dem Patienten zur Entwicklung neuer Strategien verhelfen. Dies kann geschehen, indem wir den Patienten unterstützen, erwünschte Zielvorstellungen zu formulieren und zu präzisieren. Didaktische Ratschläge oder andere Interventionen werden hierbei unterlassen, vielmehr soll der Patient eigenständige Äußerungen einbringen und eigene Erfahrungen machen, die ihn möglicherweise zur Umsetzung seiner Zielvorstellungen bewegen.

Durchführung einer Veränderung

Die Entwicklung, Verstärkung und Aufrechterhaltung von Veränderungen ist das Ziel unserer Bemühungen. Ist der Patient zur Mitarbeit motiviert, kann zur Vertiefung neuer Verhaltensänderungen das Aufstellen von Übungsplänen sinnvoll sein. Kleine Hausaufgaben oder ähnliches dienen dabei der Möglichkeit zur Selbstkontrolle. Konkrete Hinweise und Hilfestellungen sollten nicht nur situationsgebunden, sondern auch auf andere Veränderungssituationen übertragbar sein.

1.7.4. Schlussbetrachtung

Es sind noch viele weitere Anregungen für ein Beratungskonzept denkbar und wir können feststellen, dass wir über Möglichkeiten der Verhaltensmotivation verfügen. Der wichtigste Aspekt ist die Wertschätzung des Menschen mit all seinen Fähigkeiten, Eigenschaften, seiner Lebenseinstellung und seiner Motivationslage (Hirsch, Nilsson, 1995, 1-3). Wir müssen seine Entscheidung akzeptieren, auch die Verweigerung einer Verhaltensänderung ist eine Entscheidung. Ebenso sind wir verpflichtet, unsere Haltung dem Patienten gegenüber immer wieder zu überprüfen und selbstkritisch zu betrachten. Zudem ist das Erkennen von eigenen Grenzen und Möglichkeiten wichtig, um Kraftressourcen zu bewahren, die wir dringend benötigen, um Menschen mit Diabetes erfolgreich zu beraten.

1.7.5. Literatur

1. Anders, Martin. Gespräche führen. Diabetesprofi 13. Jahrgang, Ausgabe 3, Mainz: Kirchheim Verlag, 2001, 56-57

2. Comer, Ronald J.; Sartory, Gudrun von (Hrsg.). Klinische Psychologie. 2. Dt. Auflage, Heidelberg, Berlin: Spektrum Akademischer Verlag, 2001, 62-65

3. Hirsch, Axel; Nilsson, Arne. Empowerment für Menschen mit Diabetes: Arbeitsmaterialien zu den Seminaren "Aktives Zuhören" und "Abgrenzen". Bad Homburg: Lilly Deutschland GmbH, 1995, 1-3

4. Hirsch, Axel; Nilsson, Arne; Dreyer, Manfred. Empowerment in der Diabetesbehandlung. Diabetesprofi 11. Jahrgang, Ausgabe 3, Mainz: Kirchheim Verlag, 1998, 24

5. Hirsch, Axel. Mit Diabetes leben lernen: Wege zur seelischen Bewältigung des Diabetes. Mannheim: PAL Verlagsgesellschaft, 1992

6. Kanfer, Frederick H.; Reinecker, Hans; Schmelzer, Dieter. Selbstmanagement-Therapie: Ein Lehrbuch für die klinische Praxis. Berlin, Heidelberg: Springer, 1991, 62-379

7. Kulzer, Bernd. Mit Diabetes umgehen: Wege aus der Krise. Diabetes Journal 47. Jahrgang, Ausgabe 6, Mainz: Kirchheim, 1999, 22-24

8. Kulzer, Bernd. Gut leben mit Diabetes. Lebensqualität: Was ist das? Alltagsprobleme: "Erfolg motiviert!" Wann sind wir glücklich? Lebensqualität und Diabetes. Wie werde ich unglücklich? Diabetes Journal 50. Jahrgang, Ausgabe 11, Mainz: Kirchheim Verlag, 2001, 15

9. Rheinberg, Falko. Motivation. 3. überarb. und erw. Auflage, Stuttgart, Berlin, Köln: Kohlhamer, 2000, 14-149

10. Scheidt, Jörg (Hrsg.); Eikelbeck, Marie-Luise. Psychologie für Krankenpflegeberufe. 2. Auflage, München: Quintessenz, 1997, 125-128

11. Schwenkmezger, Peter von; Schmidt, Lothar R. (Hrsg.) unter Mitarbeit von Borgers, D. et al. Lehrbuch der Gesundheitspsychologie. Stuttgart: Enke, 1994, 67-191

12. Stuart-Hamilton, Ian. Die Psychologie des Alterns. Deutsche Erstausgabe, Reinbek bei Hamburg: Rowohlt Taschenbuch, 1994, 18-51

2. Empowerment - fördernde Interventionen in der Praxis

2.1. Schulungskonzepte bei Diabetes

Schulung und Beratung von Patienten im Wandel der Zeit - das zentrale Thema in der Behandlung des Diabetes mellitus

> "Man kann einen Menschen nichts lehren. Man kann ihm helfen, es in sich selbst zu entdecken."
> Galileo Galilei

Der Erfolg von Therapiemaßnahmen ist entscheidend von der aktiven Mitarbeit der Betroffenen abhängig. Menschen mit chronischen Erkrankungen haben einen besonderen Betreuungs- und Beratungsbedarf, um ihre Erkrankung erfolgreich in den Lebensalltag zu integrieren (Bott 1995). Um diese Integration zu erreichen ist die Schulung von Patienten mit Diabetes seit zwei Jahrzehnten fester Bestandteil der therapeutischen Interaktion.

Ausgehend von einem historischen Überblick sollen hier bestehende Schulungskonzepte für Erwachsene charakterisiert und diskutiert, Ansätze zur Weiterentwicklung von Schulung und Beratung als wesentliche Stützen des Patienten-Empowerments vorgestellt werden.

2.1.1. Geschichtliche Entwicklung - Joslin als Vater des Empowerments in der historischen Diabetologie

E.P. Joslin, Arzt in Boston, behandelte erstmals und erfolgreich Patienten mit Insulin 1923.

Bereits im ersten Jahr der Insulintherapie (1923) wurde von Elliot Joslin aus Boston erkannt, dass ein Erfolg der Behandlung entscheidend davon abhängt, in welchem Maße es dem Arzt gelingt, den von ihm behandelten Patienten die effektive Durchführung der Therapie zu übertragen (Rinke 1983). Für Joslin war es selbstverständlich, dass Patienten in der Lage sein sollten, die Ergebnisse der Stoffwechselselbstkontrollen zu interpretieren um die Dosis des Normalinsulins selbständig festzulegen.

> Joslin handelte bereits nach der Empowerment-Philosophie. Sein Konzept revolutionierte das Arzt-Schwester-Patienten-Verhältnis und bezog den Patienten und seine Familie aktiv in die Behandlung mit ein.

In Amerika wurden im Jahr 1923 Patienten unterrichtet, Kontrollen selbst vorzunehmen und entsprechend Insulin zu injizieren. Die Schulungsaufgaben wurden speziell weitergebildeten Krankenschwestern übertragen und fanden im häuslichen Umfeld unter Einbeziehung der Angehörigen statt. Joslin stellte 1924 in einem Vortrag fest:

"*The nurse working in the family who as a rule, can accomplish the great things, just as it is the country doctor who can do the great things. The diabetic nurse in the family can watch over other parts of the diet and can teach them sensible things. She can help to prevent diabetes in others of the family later on*" (ebd.).

Im Gegensatz zur Bostoner Schule entwickelte sich in Deutschland die Diabetologie in eine andere Richtung. In Breslau adaptierte Stolte in den 30er Jahren Joslins Konzept, in dem er Kinder mit Typ 1-Diabetes über eine "freie Diät" (Essen *ad libitum*) zur Eigenständigkeit führen wollte (Berger 1995). Die Mehrheit der Diabetologen lehnte diese therapeutische Vorstellung kategorisch als nichtwissenschaftlich ab; das Modell geriet in "Vergessenheit". Die Idee einer patientenorientierten Schulung, die das soziale Umfeld mit einbezieht, wurde nicht weiterentwickelt.

> Erst Ende der 70er Jahre wurde die in Vergessenheit geratenen Patientenschulung aufgenommen. Dies führte zu tiefgreifenden Änderungen in der klinischen Diabetologie. Die Initiative ging auf die Diabetologen Berger und Assal zurück.

Wissenschaftliche Studien in USA und Skandinavien (Mühlhauser 1993, 1995) zeigten, dass durch eine dauerhafte Stoffwechselnormalisierung die akuten und chronischen Komplikationen des Diabetes vermieden oder zumindest hinausgezögert werden können.

Aus diesem Grund rückte die Schulung des Patienten in den letzten 20 Jahren zunehmend wieder in den Mittelpunkt der Therapie. Sie wird heute als eine der wichtigsten, wenn nicht sogar die wichtigste der Behandlungsmaßnahmen des Diabetes angesehen (Standl 1994). Durch eine Vielzahl von Studien wurde überzeugend belegt, dass Diabetesschulungen für Patienten effektiv sind und aus ökonomischer Perspektive eine effiziente Therapie darstellen (Berger 1985, 1995, Mühlhauser 1993, Scholz 1988, Müller 2001).

2.1.2. Schulungsprogramme in der Diskussion

Schulung und Beratung werden von

- der Diabetesberaterin (ist durch eine einjährige [1.200 h] berufsbegleitende Weiterbildung qualifiziert)
- der Diabetesassistentin (ist durch eine 5wöchige [200 h] berufsbegleitende Weiterbildung qualifiziert)
- der Arzthelferin und
- dem Arzt

im Rahmen von strukturierten Schulungsprogrammen durchgeführt. In Deutschland wurden die folgenden Schulungsprogramme entwickelt, die sich bundesweit etabliert haben:

1.	Schulungsprogramme nach dem Düsseldorfer Modell und weitere in Anlehnung an das Düsseldorfer Modell entwickelte, wie z.B.
2.	Programme des kassenärztlichen Zentralinstitutes
3.	Hypertonieschulungs- und Behandlungsprogramm (Mühlhauser, Sawicki) und das daraus entwickelte RRASCH-Programm des Verbandes der Diabetesberatungs und -schulungsberufe (VDBD)
4.	MEDIAS 2
5.	BARFUSS (VDBD)

Den genannten Schulungsprogrammen liegen unterschiedliche pädagogische und aus der Lernpsychologie entlehnte Modelle zugrunde, die im folgenden skizziert werden sollen.

2.1.2.1. Curriculares Konzept nach Möller als Grundlage für compliance-orientierte Programme

Das curriculare pädagogische Konzept nach Möller (1973) mit seiner Unterscheidung in Richtziele, Grobziele und Feinziele wurde für die vorgenannten Programme 1-3 verwandt. In den einzelnen Diabeteseinrichtungen wurden die hauseigenen Programme hinsichtlich der Struktur (Reihenfolge, Stundenpläne etc.) entsprechend den Gegebenheiten des Hauses von den Beraterinnen angepasst, jedoch es erfolgte keine spezielle Ausrichtung auf die Zielgruppe. Die Programme wurden meistens ohne weitere Adaptierung an die örtliche Besonderheiten und Zielgruppe übernommen.

Diesbezüglich ist anzumerken, dass pädagogische und didaktische Kenntnisse in den früheren Weiterbildungskursen nur in Ansätzen vermittelt wurden. Es fehlte den Beraterinnen die professionelle Kompetenz, Schulungsprogramme für Patienten mit Typ 2-Diabetes entsprechend zu modifizieren. Spät in den 90er Jahren wurden Kenntnisse des sog. Berliner Modells (Becker 1991) in den Weiterbildungen vermittelt, die eine Bedingungsanalyse der Einflussfaktoren, wie Lernvoraussetzungen und Erfahrung der Teilnehmer als Grundlage für die Planung des Unterrichts, voraussetzen.

Die curricular ausgerichteten Schulungsprogramme nach dem Düsseldorfer Modell ebenso die Programme des Kassenärztlichen Zentralinstitutes und das Hypertonieschulungs- und Behandlungsprogramm stammen aus den 80er Jahren und spiegeln den gesellschaftlichen und pädagogischen Zeitgeist/Kontext mit der traditionellen Entscheidungsdominanz von medizinischem Fachpersonal wider. Einerseits wurde ein wissensorientierter, naturwissenschaftlich-rationaler Ansatz für Patientenschulungen als effektive Therapie angesehen, andererseits sind diese Programme von einer Pädagogik geprägt, in der die Wissensvermittlung in einem starren lernzielorientierten Curriculum begründet ist. Operationalisierte Lernziele (nach Bloom und Siebert 1976) sind wirksam, um Fertigkeiten und Techniken zu vermitteln, was der Patient unter welchen situativen Bedingungen lernen und welcher Lernerfolg (Therapietreue) erzielt werden sollte. Es kommt auf das Erreichen von außen gesetzter Lernziele und weniger auf die Ziele der Teilnehmer an (Becker 1997). Operationalisierte Lernziele sind wirksam, um Fertigkeiten und Techniken zu vermitteln, die in einer bestimmten Form beherrscht werden müssen, wie Blutzuckerkontrollen, Kohlenhydrate abwiegen, Insulinaufziehen, Injektionstechniken, Insulinpumpenbehandlung.

Die ursprüngliche Zielgruppe waren Patienten mit Typ1-Diabetes, d.h. in der Regel jüngere Patienten, bei denen Wissen über Erkrankung und die Fertigkeiten im Rahmen des Therapiemanagements im Vordergrund standen, "schulisches" Lernen als angemessen galt und vertraut war.

Wissensorientierte Schulungsprogramme mit operationalisierten Lernzielen verfehlen die Wirkung, wenn es um Dimensionen in sozialen und emotionalen Bereichen geht. Dies gilt besonders für die Therapie von Menschen mit Typ 2-Diabetes im mittleren und höheren Lebensalter, die mit einschneidenden Verhaltensänderungen von jahrzehntelang gepflegter Gewohnheiten verbunden sind. Untersuchungen von Bott und Kulzer haben Praxiserkenntnisse unterstützt, dass die pädagogischen Konzepte mit curricularem Ansatz und die Anwendung von Lernzieltaxonomien nicht ausreichen, Verhalten dauerhaft zu verändern.

2.1.2.2. Empowerment-orientierte Programme

Die oftmals unbefriedigenden Resultate einer Verhaltensänderungen, sowie der Trend zum Empowerment, führten Ende der 90er Jahre zu einer Wandlung. Programme wie MEDIAS 2 und BARFUSS stützen sich auf Erkenntnisse, dass ein dominant-kognitiver Ansatz nicht für eine langfristige Lebensstiländerung ausreichend ist.

Lernen ist keine ausschließlich geistige Leistung. Sie betrifft den ganzen Menschen in seinem Lebenskontext mit seinen Erfahrungen und Fähigkeiten, Ängsten und sozialen Beziehungen. Nach modernen Gesichtspunkten der Erwachsenenpädagogik ist Schulung letztlich nur als eine "Aufklärung in Kontexten möglich" (Tietgens 1994). Tietgens vertritt diesbezüglich die Meinung, dass nicht der Anspruch der Aufklärung selbst aufzugeben sei, sondern vielmehr die damit einhergehende und auch die Didaktik prägende "grandiose Selbstüberhebung im Glauben an Gestaltbarkeit und Planbarkeit."

Eingeständnis

Wir können Bildungsergebnisse nicht "erzeugen" bzw. "machen", sondern eigentlich nur durch die Gestaltung einer anregenden Umgebung sowie fördernd-indirekter Impulse ermöglichen.
Arnold/Siebert 1997

Die Programme

- MEDIAS 2 (Schulungsprogramm für Menschen mit Typ 2-Diabetes, die ohne Insulin behandelt werden) und
- BARFUSS (Schulungsprogramm für Menschen mit Diabetischem Fuss-Syndrom)

sind auf sozialpsychologische und affektive Ziele ausgerichtet. Sie orientieren sich an den Wünschen und dem Vermögen des Patienten, Ziele für sich selbst zu formulieren und vermögen ihm bei der Festigung von Verhaltensänderungen zu helfen. Sie beziehen stark das persönliche Umfeld des Patienten mit ein und tragen somit dem Empowerment-Gedanken Rechnung.

Oft gelingt es auch, Patienten über wissensorientierte Schulungsprogramme (Berliner Modell) zum Selbstmanagement zu verhelfen. Denn die Kenntnis über die verschiedenen pathophysiologischen Vorgänge und Wirkungen der Medikamente sowie die Übernahme der Behandlung befähigen den Patienten, in dem neu entwickelten Rollenverständnis einer Arzt/Beraterin-Patient-Allianz seine Therapie mitzubestimmen. Dazu bedarf es ebenfalls eines Umdenkens und der Entwicklung eines neuen Bewusstseins beim Fachpersonal im Umgang mit dem Patienten sowie eines erhöhten Zeitaufwandes für die Begleitung der Patienten. Die Inhalte der Weiterbildungscurricula von Diabetologen und Diabetesberaterinnen/-assistentinnen sind einseitig entwickelt und es wird deutlich, dass es nicht an den Wissensinhalten der Schulungsprogramme "krankt", sondern vielmehr an der Einstellung und dem fehlenden Wissen des Fachpersonals, neue pädagogische, sozialpsychologische Konzepte flexibel und patientenorientiert anzuwenden. Die Anwendung des Berliner Modells ist ein erster Schritt zur Verbesserung der Schulungspraxis, aber es bedarf weiterer Verbesserungen.

2.1.2.3. Anforderungen an Schulungsprogramme für chronisch kranke Menschen

Eine optimale Betreuung der von Diabetes Betroffenen ist nur zu erreichen, wenn alle an der Beratung und Schulung Beteiligten in der Lage sind, operationalisierte Lernmethoden nur den entsprechend sinnvollen Zielen zuzuordnen. Für alle anderen oben genannten Lernziele bedarf es lebendiger, praxis-/alltagsnaher Methoden, welche den Menschen in seiner Ganzheit und seinem Lebenskontext berücksichtigen und fördern.

Neben dem medizinischen Wissen ist in der Fort- und Weiterbildung von Fachpersonal vor allem Wert auf psychosoziale Aspekte des Gesundheitsverhaltens und auf Kommunikationsfähigkeiten zu legen, damit Schulung und Beratung erfolgreich sind.

Bisher fehlt in Schulungs- und Beratungsprogrammen eine richtungsweisende Struktur im Sinne einer handlungsorientierten Didaktik und Vorgehensweise.

Strukturmodell für Beratungs- und Selbstmanagementprogramme in der Diabetologie

Auf Basis anerkannter didaktischer Theorien/Modelle (Heimann/Otto/Schulz, Schulz und Klafki) wird nachfolgend ein vereinfachtes, handlungsorientiertes Modelle empfohlen, das eine Weiterentwicklung nach Schewior-Popp (1998) darstellt.

Das abgebildete Modell in Abb. 2.1 soll die Vernetzung der Tätigkeitsfelder

- *Beratung*
- *theoretischer Unterricht* und
- *praktische Anleitung*

der Patienten und deren Einflussfaktoren verdeutlichen.

Die im äußeren Kreis dargestellten Faktoren zeigen *Werte und Einstellungen*, die sozusagen übergeordnet die Tätigkeitsfelder und die Handlungsfelder *Ziele, Inhalte, Methoden, Situation, Organisation* zur konkreten Durchführung durchdringen und beeinflussen. Anhand dieses Modells können Beratung, theoretischer Unterricht und praktische Anleitung geplant, durchgeführt und evaluiert werden.

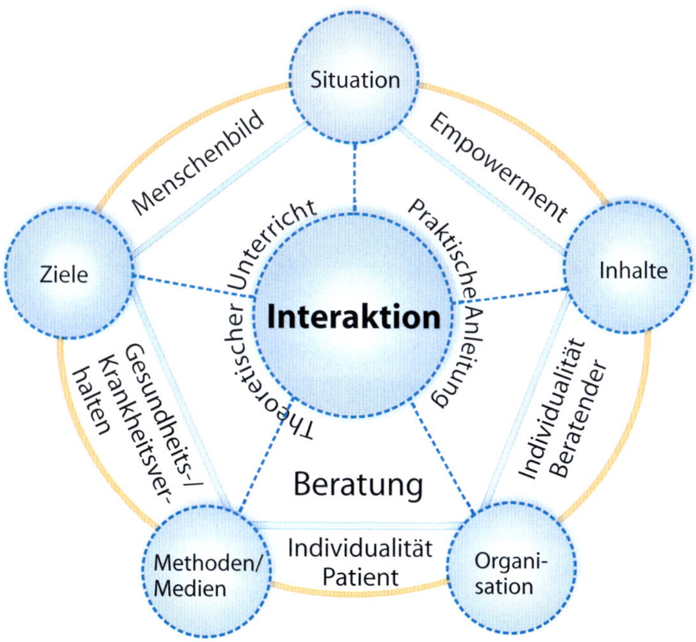

Abb. 2.1: Vereinfachtes, handlungsorientiertes Modell nach Schewior-Popp (1998), bearbeitet von Osterbrink/Münzinger 2002.

Das Modell stellt die Beratung in den Vordergrund und rückt die *Interaktion* in das Zentrum des Geschehens. Die Qualität der Interaktion aller Beteiligter ist elementar für den gesamten Beratungsprozess. Im Sinne des Empowerments ist Beratung gleichzeitig Schwerpunkt und Basis des gesamten Prozesses, mit dem Ziel eine Verhaltensänderung unter Berücksichtigung der Eigenverantwortlichkeit herbeizuführen. Es ist empfehlenswert sich den Beratungsaspekt auch bei Anleitungs- und Unterrichtssituationen immer wieder zu verdeutlichen und nicht nur einseitige, vom Beratenden bestimmte Wissensvermittlung, zu verfolgen.

Die im Modell dargestellten Komponenten sollen nun näher beschrieben werden.

Ethos im Umgang mit kranken Menschen - Menschenbild

Im Gesundheitswesen steht der Mensch im Mittelpunkt der Arbeit. Die Grundlage unseres Handelns ist das christlich humanistische Menschenbild, wo der Mensch als vernunftbegabtes Wesen in der Lage ist, verantwortliche Entscheidungen zu treffen und sich weiterzuentwickeln. Ausgehend von der Annahme, dass der Mensch vernunftgeleitet ist, begegnen wir den Betroffenen in einer offenen, wertschätzenden Haltung und trauen ihm Verantwortlichkeit auch in bezug auf die Erhaltung seiner Gesundheit zu.

Wir begleiten die Patienten in einem kritisch-konstruktiven Dialog, der ihnen einen Weg öffnen soll, ihre Erkrankung anzunehmen und konstruktiv Wege zur Bewältigung zu finden. So wird deutlich, wie wichtig es ist, den von Diabetes Betroffenen alle für sie wichtigen Informationen über ihre Erkrankung und deren Bewältigung im Alltag zu vermitteln. Nur so werden die Patienten in die Lage versetzt verantwortlich, d.h. im der Sinne der Begrenzung weiterer Krankheitsfolgen, zu handeln. In der Behandlung von Menschen die chronisch erkrankt sind, versteht es sich dem gemäß als selbstverständlich, sie mit all ihren Lebensbezügen und Prägungen, mit ihren Gaben und Möglichkeiten, mit ihren Erfahrungen, Sorgen und Ängsten anzunehmen.

Behandlungsphilosophie - Empowerment

Das Schlagwort Empowerment ist im öffentlichen Diskurs, wird aber kaum als Leitziel in den Curricula erwähnt und konsequent verfolgt. Die Etablierung von Selbstmanagementfähigkeiten, auch als Empowerment bezeichnet, wird mittlerweile als die zentrale Behandlungsphilosophie formuliert (WHO 1989, Kulzer 1992). Sie basiert auf einer humanistischen, holistischen* d.h. den ganzen Menschen und sein persönliches Umfeld einbeziehenden Sichtweise.

* Holismus (griech.): ganzheitliche Sichtweise vom Menschen als Körper-Seele-Geist-Sozialeinheit mit der Berücksichtigung seiner individuellen körperlichen, psychosozialen, geistigen und religiösen (kulturellen) Bedürfnisse.

Die holistische Sichtweite steht damit im Gegensatz zum naturwissenschaftlich-mechanistischen Menschenbild, das Körper und Seele voneinander trennt. Empowerment ist die Ermutigung und Förderung, den Patienten zum selbstbestimmten Handeln zu beraten, zu unterstützen. Die Betroffenen nehmen an einer Intervention nicht nur Teil, sondern sie *haben* Teil und bestimmen den Therapieprozess entscheidend mit. Im Zentrum der professionellen Perspektive stehen nicht die Defizite und die mangelnden Fähigkeiten der Betroffenen, sondern das Erkennen und Fördern der vorhandenen Kompetenzen und Fähigkeiten zur Mitgestaltung des Schulungsprozesses (Engel et al 1997).

Wichtig erscheint an dieser Stelle eine Umformulierung in “Beratungs- und Selbstmanagementprogramme”, um die unterstützende, beratende Rolle und die Patientenzentrierung hervorzuheben und die erzieherische Rolle in den Hintergrund treten zu lassen.

Die meisten Patienten sind Ratsuchende, die in der Beratung keine Rezepte suchen. Sie wollen nicht erzogen und belehrt werden, sondern suchen eine offene Kommunikation. “*Sie wollen sich über unterschiedliche Sichtweisen zu ihrer Problemstellung austauschen und das möglichst mit Personen, denen sie einen besseren Überblick oder eine bessere Urteilskompetenz in ihrer Frage zuschreiben.*” (Engel et al. 1997).

Wir benötigen daher pädagogisch weniger einen neuen Modus des Handelns als des Zulassens.
(Lenzen 1991)

Bei der Durchführung von Beratungsprogrammen scheint es daher notwendig zu sein, ein ganzheitliches Menschenbild zu formulieren, an dem sich alle im Behandlungs-Team ausrichten. Wenn der Patient mit Diabetes als ein Rat suchendes, nach Selbständigkeit, Autonomie und Entscheidungsfreiheit strebendes Mitglied im therapeutischen Team betrachtet wird, dann verändern sich die Kommunikationsebenen weg vom Compliance-Modell hin zum Empowerment und einer partnerschaftlichen Zusammenarbeit mit dem Patienten und seinen Angehörigen. Die "gutgemeinte" Durchführung der Schulung (Behandlung) kann dann nicht mehr (ohne Fokussierung auf den Patienten) vom Fachpersonal vorgegeben werden, sondern muss sich an den Möglichkeiten und Wünschen (Lebenswirklichkeit/-alltag) des Patienten ausrichten. Um die Selbstbehandlung durchführen zu können, müssen die Patienten ihre eigenen Bedürfnisse und Ziele erkennen, ferner müssen sie auch das krankheitsspezifische Wissen erlangen. Dazu brauchen sie alle Leistungen und Anstrengungen vom Diabetesteam.

Gesundheits-Krankheitsverhalten - die Begriffe Gesundheit und Krankheit

Beratungs- und Selbstmanagementprogramme werden nicht nur durch das ihnen zugrundeliegende Menschenbild sondern auch vom Gesundheits- und Krankheitsverständnis beeinflusst. Unser Gesundheitssystem und damit auch die existierenden Schulungsprogramme sind durch eine pathogenetische, krankheitsorientierte Betrachtungsweise gekennzeichnet, in dessen Mittelpunkt die Beschwerden, Symptome und Risikofaktoren eines Patienten und deren schnelle Beseitigung stehen. Sowohl die Einschränkung der Lebensqualität der Betroffenen, die Zunahme der Erkrankungen, als auch die Kostenexplosion im Gesundheitswesen verlangen aber ein Umdenken im derzeit bestehenden Vorsorgesystem, das nur auf die tertiäre Prävention, d.h. die Therapie von Erkrankungen, also nicht primär auf Gesundheitsförderung und Prävention ausgerichtet ist. Eine allgemeingültige Definition von Gesundheit und Krankheit ist schwer, denn jeder Mensch hat seine individuelle, sich durch Sozialisation entwickelnde, subjektive Vorstellung.

Fasst man Gesundheit als die Fähigkeit des Menschen auf, Beschränkungen und Belastungen in seinem Alltag erfolgreich zu begegnen, dann hat dieses weitreichende Konsequenz: Beim chronisch Kranken verlagert sich der Akzent von Krankheitsbekämpfung auf die Unterstützung seiner eingeschränkten Gesundheit (Badura 1996). Hier ist das erklärte Ziel die Stärkung der Autonomie für die Bewältigung des Alltags, welche die subjektiven Gesundheitsvorstellungen einbeziehen muss. Wenn weder nach den individuellen Bedürfnissen, noch nach den Wünschen der Patienten in bezug auf ihre Gesundheit gefragt wird, dann ist der Erfolg der Beratung in Frage gestellt. Viele Menschen lehnen es ab, sich bei Wohlbefinden um ihren Gesundheitszustand Sorgen zu machen und haben einfach keine Lust, sich z.B. mit Gewichtsreduktion, Einstellung des Rauchens oder Senkung des Alkoholkonsums zu beschäftigen. Oft verhindern aber auch Gefühle wie Angst und Scham bei Übergewicht die aktive Auseinandersetzung mit dem Gesundheitszustand oder Rauchen und Alkoholkonsum werden als wirksame Bewältigungsstrategien gegen Belastungen (z.B. Erkrankung) empfunden.

> Die Interpretation der Begriffe Gesundheit und Krankheit hat erheblichen Einfluss auf Entscheidungen zur Verantwortlichkeit für die Krankheitsentstehung und das Ausmaß der Selbstverantwortung des Patienten an der Heilung. Gleichermaßen wird auch die Entscheidung, welche Mittel und Vorgehensweisen zur Wiederherstellung, zum Erhalt und zur Förderung der Gesundheit eingesetzt werden beeinflusst.

In Deutschland ist die pathogenetische Sichtweise von Gesundheit als Freisein von Krankheit immer noch häufig vertreten. Damit werden Begriffe wie Gesundheit und Krankheit zu sich gegenseitig ausschließenden Zuständen, ohne das individuelle Empfinden des betroffenen Menschen, z.B. seine Lebenszufriedenheit und sein Wohlbefinden zu berücksichtigen.

Einflüssen aus dem Berufsfeld der Psychosomatik ist es zu verdanken, dass die naturwissenschaftliche Auffassung von Krankheitsentstehung mit der Zuschreibung von Organstörungen und Erregern als Verursacher von Krankheit und der Identifizierung von krank machenden Risikofaktoren um psychosoziale Komponenten erweitert wurde.

Stressmodell nach Lazarus

Ein inzwischen anerkannter Erklärungsansatz für die Entstehung von Krankheiten sind Stress-

Coping-Theorien. Bekanntestes Modell ist die transaktionale Stresstheorie von Lazarus (1966, 1984). Nach diesem Modell kann ein Ungleichgewicht an Stress und Bewältigungsmöglichkeiten auch zu einer Erkrankung führen.

In der Theorie nach Lazarus wird Stress von jedem Menschen unterschiedlich wahrgenommen. Je nach "erster Einschätzung" der persönlichen Bedrohung für das Individuum werden in einer "zweiten Einschätzung" die eigenen Anpassungsfähigkeiten, d. h. psychosoziale und kulturelle Ressourcen überdacht und Copingstrategien (Bewältigungsstrategien) eingeleitet. Entsteht ein Ungleichgewicht zwischen Stress und Bewältigungsmöglichkeiten hat dies Auswirkungen auf die organisch-somatischen Körperfunktionen und damit auf die Manifestierung von Krankheiten.

Lazarus' Stressmodell ist ein psychosomatisches Erklärungsmodell zur Entstehung von Krankheiten und stellt eine wesentliche Verbesserung der rein naturwissenschaftlich-medizinischen Sichtweise dar, indem es die Verbindung von seelischen und körperlichen Prozessen aufzeigt.

Das folgende Erklärungsmodell der Salutogenese nach Antonovsky stellt mit seiner Fokussierung auf die Entstehung von Gesundheit eine Alternative dar, die im Gegensatz zum krankheitsorientierten Denkmodell steht.

Modell der Salutogenese nach Antonovsky

Antonovsky entwickelte 1987 ein Modell, das die Entstehung von Gesundheit, die Salutogenese in den Vordergrund rückt. Stressoren sind nicht grundsätzlich belastend und damit krankmachend, sondern sie rufen einen Zustand der Anspannung hervor, der je nach Persönlichkeit verarbeitet wird (Antonovsky, 1997). Er positioniert Gesundheit und Krankheit an den zwei Endpolen eines dynamischen Gesundheits-Krankheits-Kontinuums mit dem Schwerpunkt auf gesund machende Copingressourcen (Bewältigungsressourcen).

Gesundheit und Krankheit sind Ausdruck der Balance zwischen Gesundheits- und Risikofaktoren. Zentrales Element ist das *Kohärenzgefühl*, das sich aufgrund von individuellen Widerstandsressourcen und deren Einfluss auf die Biographie/Lebenserfahrung des Menschen entwickelt.

Antonovsky beschreibt drei Komponenten des Kohärenz-Gefühls:

- das *Gefühl der Verstehbarkeit für den Patienten*, also der Möglichkeit Informationen verarbeiten zu können
- das *Gefühl der Bewältigbarkeit*, d.h. Anforderungen (z.B. Verhaltensänderung, Krankheitsbewältigung) aufgrund der dem Patienten zur Verfügung stehenden Ressourcen lösen zu können
- das *Gefühl der Sinnhaftigkeit für die weitere Gestaltung von Biographie und Lebenslauf des Patienten* (Antonovsky erachtet diese Komponente als wichtigste Kraft, gefolgt von der Verstehbarkeit und Bewältigbarkeit für den Patienten)

Je stärker das Kohärenzgefühl ausgebildet ist, desto weniger werden Anforderungen als Stress empfunden und desto mehr bewegt sich die Person in Richtung Gesundheit. Menschen mit niedrigem Kohärenzgefühl können weniger Widerstandsressourcen mobilisieren, erleben Stress als Überforderung und tendieren eher zu Krankheit.

Der Stellenwert der gesundheitsfördernden Ressourcen wird deutlich in den Vordergrund gestellt. Eine salutogenetische Sichtweise bezieht das Erleben des betroffenen Menschen mit ein. Dies ist verbunden mit dem Kerngedanken, den Menschen aufzufordern, eine Bewältigungsstrategie zu entwickeln, die seinen persönlichen gesundheitsmindernden Umständen entgegentritt. Professionelles Handeln rückt als gesundheitsförderndes Handeln, durch die Unterstützung und Stärkung des Kohärenzgefühls des Patienten, in den Vordergrund. Wichtig ist hierbei die "Lebensgeschichte", d.h. die beruflichen, familiären und sozialen Zusammenhänge des Patienten kennenzulernen.

Im Rahmen von Gesundheitsförderung innerhalb eines Schulungsprogrammes ist es notwendig, diese professionelle Definition mit den subjektiven Vorstellungen der Betroffenen, den sog. Laienkonzepten von Gesundheit in Zusammenhang zu bringen. Wilkinson (1999) argumentiert, dass Laienkonzepte dazu beitragen die Inhalte von Gesundheitserziehung durch Fachpersonal abzumildern, zu blockieren oder aber zu fördern. Laienvorstellungen von Gesundheit werden von Generation zu Generation weitergegeben (Naidoo & Wills 1994). Sie werden durch Alter, Geschlecht, soziale Schicht und wirtschaftliche Stellung beeinflusst. Menschen aus der mittleren sozialen Schicht tendieren eher zu einem positiven Konzept, während Menschen aus den unteren sozialen Schichten kaum Vorstellungen von "positiver Gesundheit" haben. Vielmehr wird sie als gegeben hingenommen und erst durch Krankheit wird der Verlust wahrgenommen. Es gilt, das individuelle Gesundheitskonzept des Betroffenen in Schulungsmaßnahmen einzuschätzen und zu berücksichtigen. Das Fachpersonal übernimmt eine unterstützende, fördernde Rolle, es ist Katalysator in einem Prozess, in dem der Klient seine Gesundheitssituation und Möglichkeiten der Veränderung selbst identifiziert (Naidoo und Wills 1994).

Der Prävention von Folgeerkrankungen und Komplikationen des Diabetes wird bei der Schulung heute ein großer Stellenwert beigemessen. Für die Mehrzahl der Patienten mit Typ 2-Diabetes sind gesundheitsfördernde Maßnahmen, z.B. die Reduktion des Körpergewichtes, die Steigerung der körperlichen Bewegung und das Einstellen des Rauchens mit einschneidenden Verhaltensänderungen jahrelang vertrauter Gewohnheiten verbunden. Eine reine Wissensvermittlung, wie sie in den curricular ausgestalteten Schulungsprogrammen erfolgt, erzeugt keine Verhaltensveränderung, da sie die individuelle Motivation und den Lebenskontext der Patienten nicht adäquat berücksichtigt. Forschungsergebnisse haben gezeigt, dass die alleinige Vermittlung von Faktenwissen und Fertigkeiten nur selten effektiv ist.

Sozialpsychologische Theorien zur Verhaltensänderung

Die Kenntnisse und Anwendung von speziellen Konzepten zur Verhaltensänderung erhöhen die Schulungs- und Beratungskompetenz des Fachpersonals und führen zu positiven Forschungsresultaten (Clement 1995).

Dies lässt sich anhand von sozialpsycholgischen Theorien fundieren, wobei insbesondere

- die *Theorie gesundheitlicher Überzeugungen* (Health-Belief-Modell von Rosenstock)
- die *Theorie der Selbstwirksamkeitserwartung* (Mac Donald)
- die sozialpsychologische *Theorie der Handlungsveranlassung* (Theory of Reasoned Action von Fishbein und Ajzen)
- das *Modell der Stufen von Veränderung* (Stages of Change Modell von Prochaska und DiClemente)

zu nennen sind, auf die nun näher eingegangen wird.

Ausgangspunkt des in den 60er Jahren von Rosenstock entwickelten und von Becker 1974 modifizierten *Health-Belief-Modells* ist die Annahme, dass die Motivation des Einzelnen, sein Gesundheitsverhalten zu verändern eine Evaluation seiner Möglichkeiten und Nutzen beinhaltet (Naidoo & Wills 1994). Das Modell beinhaltet ein Abwägen der Kosten und des Nutzen von Verhaltensänderung. Der Patient erlebt vordergründig, dass die neue Therapie vor allem höhere Geldausgaben oder Zeitverlust bedeutet. Der Langzeiteffekt von besserer Gesundheit gerät so im Empfinden des Patienten in den Hintergrund. Dies könnte dazu führen, dass der Klient die Anstrengungen einer Verhaltensänderung nicht für wert empfindet (Bennett und Hodgson 1992). Bezüglich der Motivationsprobleme bei älteren Menschen scheint das Health-Belief-Modell guten Erklärungswert zu besitzen. Oft werden keine Symptome empfunden und daher der Schweregrad der Erkrankung Diabetes unterschätzt.

Die sozialpsychologische *Theorie der Handlungsveranlassung* wurde von Ajzen und Fishbein (1980 zitiert in Naidoo & Wills 1994) entwickelt und beinhaltet die Einstellungen und sozialen Normen eines Patienten, welche die Intention zu einem bestimmten Verhalten beeinflussen (Bott 1995). Einstellungen beziehen sich auf die Erwartung, dass ein Verhalten zu einer bestimmten Konsequenz führt (z.B. regelmäßige Blutzucker- und Blutdruckkontrollen führen bei richtiger Anpassung der Medikation zu besseren Blutzucker- und Blutdruckwerten). Die Wertung der Konsequenz, dass normale Blutzucker- und Blutdruckwerte für den Patienten wichtig sind, spielt dabei ebenfalls eine große Rolle. Die soziale Norm mit den wahrgenommen Erwartungen von anderen Personen, (z.B. der Partner erwartet, dass diese Kontrollen regelmäßig durchgeführt werden), motivieren das Selbstmanagement durchzuführen. Die soziale Norm kann gewaltigen Druck auf die Betroffenen ausüben und deshalb einen Haupteinfluss auf das Verhalten bewirken (Bott 1995).

In das Health-Belief-Modell wie auch in die beschriebene Theorie der Handlungsveranlassung wurde Banduras *Theorie der Selbstwirksamkeitserwartung* integriert. Selbstwirksamkeitserwartungen entwickeln sich aufgrund von Lernerfahrungen. Sie bezeichnen die Kompetenz des Klienten angestrebte Ziele erreichen zu können.

Selbstwirksamkeit wird als die Kompetenz des Klienten bezeichnet durch das Vertrauen in seine Fähigkeiten in der Zukunft handeln zu können. Selbstwirksamkeit basiert auf der Selbstwahrnehmung (und Selbstdarstellung) des Klienten, vermittelt durch eigene Erfahrungen, durch den Einfluss anderer und die Überzeugung von Gesundheitsfachkräften (MacDonald 1998). Ein wichtiger Aspekt, aus der sozialen Lerntheorie stammend, ist der Einfluss der Beobachtung auf das Verhalten. Vorgelebtes Verhalten von für die Betroffenen wichtigen Personen, wie Familie, Freunde, Lehrer und Gesundheitsfachkräfte wird übernommen.

Nach Bott (1995) sind die Erwartungen über den Nutzen einer Behandlungsmaßnahme im Sinne von Normalwerten und Vermeidung von Folgeschäden in den beiden zuletzt genannten Modellen die wichtigste Grundlage, die Motivation zu einem eigenverantwortlichen Selbstmanagement zu erklären. Er weist auf die Lücke zwischen Intentionsbildung und der tatsächlichen Handlung hin, die von der Kompetenz bzw. Selbstwirksamkeitserwartungen der Patienten abhängt.

Die Elemente der beschriebenen Modelle/Theorien finden sich größtenteils in Antonovsky's salutogenetischen Modell wieder. Ein Transfer in Beratungs- und Selbstmanagementprogramme mit salutogenetischer Ausrichtung wäre daher wünschenswert.

Prochaska und DiClemente entwickelten das *Modell der Stufen von Veränderung* für angemessenes Gesundheitsverhalten (☞ Abb. 2.2).

Es zeigt fünf Hauptstufen, die jede Veränderung als Bestandteil einer ganzen Serie von Veränderungen aufzeigen (Naidoo & Wills 1994). Dieses holistische Modell integriert die Rolle von persönlicher Verantwortung, von Selektion und von sozialen und umweltbedingten Kräften, die das indivi-

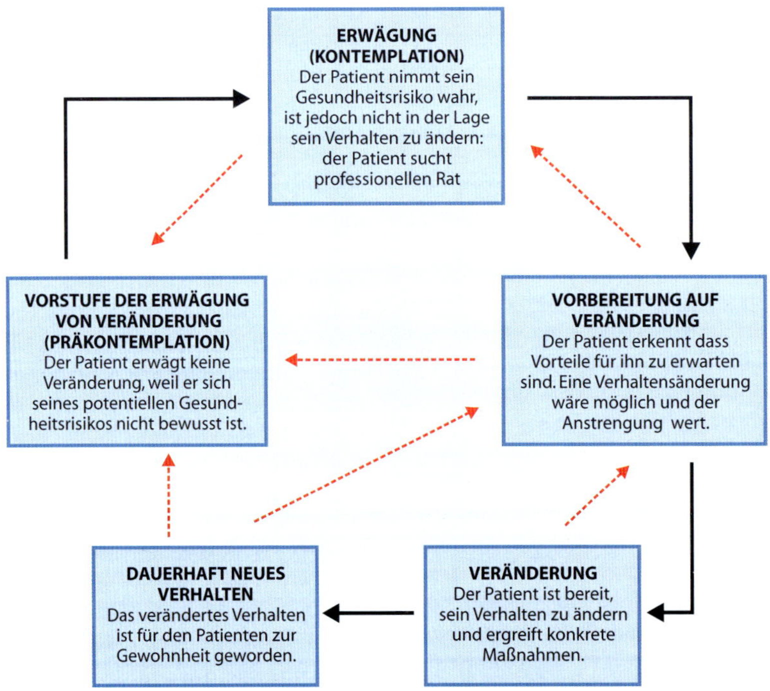

Abb. 2.2: Modell-Stufen der Veränderung nach Prochaska und DiClemente.

duelle Potential zur Veränderung limitieren. (Ewles und Simnet 1995).

1. Vorstufe der Erwägung von Veränderung (Präkontemplation): Der Patient erwägt keine Veränderung, weil er sich eines potentiellen Gesundheitsrisikos nicht bewusst ist. Hier ist es angebracht, das Bewusstsein für die Konsequenzen, die der Diabetes für den Einzelnen, hat zu wecken. Dies sollte natürlich nicht mit "erhobenem Zeigefinger" passieren, sondern durch sachliche Information. Unterstützend wirkt Aufklärungs- und Öffentlichkeitsarbeit zur Sensibilisierung der gesamten Bevölkerung.

2. Erwägung (Kontemplation): Der Patient nimmt sein Gesundheitsrisiko wahr, ist jedoch nicht in der Lage sein Verhalten zu ändern. Der Patient sucht professionellen Rat. Im Stadium der Erwägung ist es wichtig konkrete Informationen zu geben, welche einzelnen Maßnahmen der Patient ergreifen kann.

3. Vorbereitung auf Veränderung: Der Patient erkennt, dass Vorteile für ihn zu erwarten sind, eine Verhaltensänderung wäre möglich und der Anstrengung wert. Hier muss der Patient professionell unterstützt und beraten werden.

4. Veränderung: Der Patient ist bereit, sein Verhalten zu ändern und ergreift konkrete Maßnahmen zur Verhaltensänderung. Im Stadium der Veränderung ist es vor allem angebracht, Hilfen zum Bewältigungsverhalten zu geben und dabei abzuklären, inwieweit das soziale Netz (Familie, öffentliche Einrichtungen) förderlich oder behindernd wirken, damit letztlich die Verhaltensänderung verinnerlicht werden kann.

5. Dauerhaft neues Verhalten: Für den Patienten ist das modifizierte Verhalten zur Gewohnheit geworden.

Die Veränderung von Verhalten vollzieht sich jedoch nur selten in der gewünschten Reihenfolge von Stufe 1 bis 5. Die meisten Patienten bewegen sich in diesem System vorwärts und rückwärts. Die Möglichkeit, in ein früheres Stadium zurückzufallen, ist hoch. Diejenigen, die schon mehrmals versucht haben, sich das Rauchen abzugewöhnen oder Körpergewicht zu reduzieren, können dies aus ihrer eigenen Erfahrung sicher nachvollziehen.

Das Modell ist hilfreich, um den Entscheidungsprozess des Patienten durch wirksame Interaktion zu unterstützen. Es ist wichtig, eventuelle Defizite im Lern- und Veränderungsprozess des Patienten durch gezielte Fragen ausfindig zu machen, um das Stadium, in dem sich der Patient befindet, zu identifizieren und angemessene Strategien einzusetzen. Eine angemessene Kommunikation unterstützt diesen Prozess und der Patient erkennt, dass seine Schwierigkeiten ernst genommen werden.

Dieses Modell eröffnet durch die Einschätzung der Veränderungsstufe die Möglichkeit, verschiedene Strategien bei der Beratung von chronisch kranken Menschen individuell einzusetzen. Dabei zielt es vor allem darauf ab, den Entscheidungsprozess zu verstehen und durch angemessene Kommunikation mit dem Patienten zu fördern.

Individualität von Patienten und Beratenden

Nachdem verschiedene lern/sozial-theoretische Modelle skizziert wurden, kann resümiert werden: Gesundheitsfachkräfte müssen Kenntnisse von verschiedenen Konzepten für eine Beratung besitzen, um das richtige Modell zur richtigen Zeit für die richtige Person anwenden zu können. Wichtig erscheint hierbei im Hinblick auf Gesundheitsförderung, dass die individuellen gesundheitlichen Ansichten der Patienten, sowie ihre Laienkonzepte im Kontext ihrer gesellschaftlichen, kulturellen, alters-, geschlechts-, umweltspezifischen und ökonomischen Situation, berücksichtigt werden. Zu betonen ist, dass neben dem medizinischen Wissen vor allem Wert auf psychosoziale Aspekte des Gesundheitsverhaltens und auf Kommunikationsfähigkeiten zu legen ist, damit Schulung und Beratung langfristig effektiv sind. Unumgänglich ist die Reflexion des Beraters, sein eigenes Gesundheits-/Krankheitsverständnis zu überdenken und ggf. selbst zu verändern (z.B. Nichtrauchen).

Für die älteren Patienten mit Typ 2-Diabetes besteht ein anderer Schulungsbedarf, dem die jetzigen pädagogischen und sozialpsycholgischen Lehrinhalte in den Schulungsprogrammen noch nicht Rechnung tragen. Dies bedeutet eine klare Absage an standardisierte, zeitlich begrenzte Programme. Nur wenn Gesundheitsfachkräfte in der Lage sind, die Bedürfnisse und Fähigkeiten des Einzelnen im Verlauf seines Veränderungsprozesses wahrzunehmen, können sie effektive Beratung durchführen.

Zu berücksichtigende Aspekte der Bedingungsanalyse

- Wie viele Teilnehmer befinden sich in der Gruppe?
- Wie alt sind die Teilnehmer? Gibt es große Unterschiede hinsichtlich Wahrnehmungsleistung, Aufnahmefähigkeit, Interesse und Motivation? Wie gut hören und sehen die Teilnehmer?
- Wie lange und an welchem Diabetes-Typ sind die Teilnehmer erkrankt? In welcher Krankheitsphase mit welchen spezifischen Problemen befinden sich die Patienten? Sind bereits Spätkomplikationen eingetreten?
- Befinden sich die Patienten in einer besonderen Lebensphase wie Berufswechsel, Umzug, Pubertät oder Klimakterium?
- Welche Vorerfahrungen bringen die Patienten mit? Welche Einstellung haben sie zu ihrem Gesundheitszustand und zu gesundheitsfördernden Maßnahmen? Wie ist das Wissen über die Erkrankung? Welche Erfahrungen bestehen hinsichtlich Beratung, Schulung Therapie?
- Welche Erwartungen haben die Teilnehmer? Welche Verhaltensveränderung möchten die Teilnehmer erzielen?
- In welchen sozialen Bezügen leben die Teilnehmer? Kommen Angehörige mit zur Beratung? Welche verschiedenen Rollen (Familie, Beruf, Geschlecht) hat der Einzelne?
- Handelt es sich um eine gemischtgeschlechtliche Gruppe? Befinden sich überwiegend Frauen bzw. Männer in der Gruppe?
- Haben die Teilnehmer vermutlich gleiche soziale und weltanschauliche Hintergründe? Sprechen alle die deutsche Sprache? Können alle lesen?

Motivation der Patienten - die Quelle aller Veränderungen

Trotz aller Beratung und Schulung werden bei den Betroffenen wirkliche Verhaltensänderungen oft nur mühsam erreicht. Nachhaltige Veränderung der Essgewohnheiten, Gewichtsreduzierung, Nichtrauchen, mehr Bewegung werden zu Anfang der Beratung bejaht, gehen aber nur zu häufig im alltäglichen Leben bald wieder verloren. Wie ist es möglich, die Teilnehmer dahingehend zu motivieren, dass sie diese (ihre) Ziele finden und diese als so wichtig ansehen, dass sie nicht von dem Weg abweichen, auf dem sie zu erreichen sind. Oder wie ist es möglich, dass sie zumindest nach einem kurzen Abweichen wieder zu diesem Weg zurückkehren und motiviert sind, sich um ihrer selbst Willen fortwährend anzustrengen.

Dieses sind schwierige Fragen, für die es keine generellen und oft auch keine ausreichenden Antworten gibt.

Die Teilnehmer kommen mit verschiedenen (intrinsischen und extrinsischen) Motivationslagen, die oft miteinander verwoben sind und berücksichtigt werden müssen.

Folgende Motive sind zu bedenken, da sie am häufigsten vorkommen und meistens nicht ausreichend berücksichtigt werden:

Empfehlungsmotiv: Die Schulung bzw. die Beratung wurde den Patienten dringend empfohlen oder sogar von der Krankenkasse auferlegt

Problemlösungsmotiv: Bestimmte Fragestellungen, welche die Erkrankung mit sich bringt, sind so drängend geworden, dass aktiv eine Antwort gesucht wird

Erlebnismotiv: Der Patient kommt gerne und immer wieder in die Schulung, weil er z.B. damit der Einsamkeit und Langeweile begegnet oder andere Motive.

> Auf die Dauer ist nur ein einziges Motiv wirklich tragfähig: die Freude an einem möglichst gesunden Leben.

Nur scheint dieses Ziel in der Verarbeitung der Diagnose Diabetes so fern und so schwer zu erreichen zu sein, dass die guten Vorsätze schnell ermüden und die unausweichlichen Krankheitsfolgen verdrängt werden. Das Leben wird so weitergeführt, wie vor der Diagnose und da die Erkrankung keine Schmerzen bereitet, scheint sie nicht mehr vorhanden zu sein.

> Die Teilnehmer müssen durch erreichbare Teilerfolge zum Lernen motiviert werden. Sie sind auf Lob und Anerkennung der Lehrenden angewiesen, um ein Gefühl für den Wert ihrer kleinen Schritte zu erlangen.

Nur wenn es gelingt, ihnen ein Wertgefühl zu vermitteln, werden sie in die Lage versetzt, sich im zweiten Schritt den eigenen Erfolg vor Augen zu führen, d.h. sich selbst zu verstärken. Je mehr sie den Erfolg spüren, um so mehr werden sie Freude daran finden sich mit dem eigenen Erfolg zu weiteren Erfolgserlebnissen zu motivieren: "*Begeisterung entwickelt man nur für das, was einem gelingt.*" So entsteht dauerhafte Motivation.

Unter Motivation verstehen wir die Gesamtheit unserer Antriebe, die auf Werte gerichtet sind und sich in dem Bestreben zeigen, Erfolg zu haben.

Einige Leitsätze zur Motivation

- Lernen und Veränderung ist am effektivsten, wenn jemand dazu bereit ist (Phasen der Krankheits-/Veränderungsbewältigung beachten)
- Die innere Motivation des Einzelnen ist dauerhafter und selbstbestimmender als die von außen veranlasste
- Ansporn entsteht, wenn Inhalte der Beratung und Schulung als sinnvoll und förderlich zum Erreichen der persönlichen Ziele erlebt werden
- Nichts motiviert so sehr wie Erfolg - daher ist ein Lob von Beratenden und Angehörigen sehr wichtig!
- Setzen Sie mit dem Patienten Ziele, die für ihn realistisch sind und die er in überschaubarer Zeit erreichen kann
- Ängste vor möglichen Folgeerkrankungen des Diabetes können die Motivation erhöhen aber auch blockieren!

Empowerment-unterstützende Voraussetzungen des Beratenden

- Welche Grundhaltung hat der Beratende? Liegt dem gesamten Prozess ein ganzheitliches, humanistisches Menschenbild und die positive Einstellung zur Integration des Patienten und der Angehörigen zugrunde?
- Welche fachlichen Kompetenzen hat der Beratende? Ist er in der Lage medizinische, gesundheitsfördernde, verhaltens-psychologische, pädagogisch-didaktische Kenntnisse situationsgerecht einzusetzen?
- Welche soziale Kompetenz hat der Beratende? Zeigt er Bewusstsein für eine partnerschaftliche Zusammenarbeit, Toleranz, Akzeptanz, Wertschätzung und Echtheit gegenüber den Gruppenteilnehmern. Engagiert er sich für die Gruppe? Kann er konstruktiv mit Kritik umgehen? Verfügt er über effektive Kommunikationstechniken und kann er sein Verhalten reflektieren?

Der Beratungsprozess ist entscheidend geprägt von der sozialen und kommunikativen Kompetenz der Beratenden. Im nächsten Abschnitt soll auf die zentrale Bedeutung der Interaktion hingewiesen werden und auf einige grundlegende Aspekte zur Kommunikation eingegangen werden.

Interaktion

"*Für den ersten Eindruck gibt es keine zweite Chance. Er dauert sieben Sekunden und hält sich sieben Jahre im Gedächtnis*". Diese Volksweisheit zeigt die Bedeutung des ersten Kontaktes für den Beziehungsaufbau zwischen Patient und Fachpersonal im Beratungs-/Unterrichtsprozess. Die Qualität der Patient-Arzt/Diabetesberaterin-Beziehung hängt einerseits von den individuellen Vorerfahrungen der Beteiligten und ihren vorgefassten Meinungen ab, andererseits kann dies jedoch durch professionelle Kommunikationsfähigkeiten und Reflexion der eigenen Vorurteile positiv beeinflusst werden. Professionelle Kommunikation zeichnet sich durch eine aktive Haltung des Zuhörens aus. Obwohl es notwendig ist, sich vorab manche Urteile zu bilden, müssen professionelle Berater versuchen, so objektiv wie möglich zuzuhören, indem sie Bedeutungen klären und versuchen die Situation aus der Sichtweise des Patienten zu sehen. Dazu nutzt die versierte Beraterin verschiedene Kommunikationstechniken.

Watzlawick (1969) postulierte, dass jedes Handeln oder Nichthandeln, Schweigen oder Reden in einer zwischenmenschlichen Situation Mitteilungscharakter hat. Es beeinflusst die Anderen und bedingt ihre Reaktion. Das heißt, es ist nicht möglich, nicht zu kommunizieren. Jede Kommunikation beinhaltet einen Inhalts- und einen Beziehungsaspekt. Der Inhaltsaspekt vermittelt die Informationen, der Beziehungsaspekt zeigt an, wie diese Informationen aufzufassen sind. Der wechselseitige Ablauf von Mitteilungen wird als Interaktion bezeichnet. In Bezug auf die Beratungssituation (Einzel-/Gruppenberatung) soll die *symmetrische* Interaktion besonders erwähnt werden. Bei der *symmetrischen* Interaktion sind die Partner einander ebenbürtig in Stärke und Schwäche, Härte und Güte. Symmetrische Beziehungen sind bestimmt vom Streben nach Gleichheit und der Verminderung von Rollen- und Statusunterschieden zwischen den Partnern. Die Kommunikation findet auf gleicher Ebene ohne Hierarchisierung statt und ist die geeignete Form, um eine partnerschaftliche Empowerment-orientierte Beziehung zu fördern.

Schulz von Thun (1990) entwickelte ein Kommunikationsmodell, in das er Watzlawicks Prinzipien integrierte.

Nach Schulz von Thun enthält eine gesprochene Botschaft vier Aspekte:

- den Sachaspekt mit der reinen Sachinformation
- den Beziehungsaspekt, bei dem die Beziehung der Kommunikationspartner untereinander eingeschätzt wird
- dem Appellaspekt, der offen oder verdeckt in die Nachricht eingebettet ist mit der Absicht, ein Verhalten zu ändern
- dem Selbstoffenbarungsaspekt, der bewusste und unbewusste Informationen über den Sender vermittelt

Die sprachliche Kommunikation wird durch nonverbales Verhalten unterstützt. Je nachdem, wie sensibel die Diabetesberaterin/-assistentin die vier Aspekte der Nachricht wahrnimmt, wird die Kommunikation und der Beziehungsaufbau unterstützt oder gehemmt. Ein echtes Interesse am Patienten, die Anteilnahme an seinen Wünschen, Sorgen, Problemen und Freuden und der Respekt seiner persönlichen Werte und seiner individuellen Persönlichkeit können die Handlungsweise des Patienten klären und ihm helfen, sein persönliches Erleben in Worte zu fassen.

Im weiteren Verlauf wird allmählich eine wechselseitig bedeutsame Beziehung geschaffen und benutzt, um Lernen hinsichtlich der Lösung von Problemen im täglichen Leben wie auch zur Krankheitserfahrung und Möglichkeiten der Bewältigung zu initiieren.

Probleme in der Kommunikation hindern und wirken sich negativ auf die Qualität der Beziehung zwischen Beratenden und Patient aus. Viele dieser Blockaden werden z.B. durch "gute" Ratschläge oder vorschnelle Schlussfolgerungen begünstigt.

Einige Kommunikationshindernisse

- unbegrenzte oder nicht erbetene Ratschläge geben
- verfrühte oder nicht angemessene Beruhigung anbieten
- vorschnelle Ermutigung geben
- Verteidigen einer Situation oder Meinung
- stereotype Äußerungen
- Limitierung der Äußerungen von Gefühlen durch enge, direktive Fragen
- Unterbrechen und Beenden des Satzes des Gesprächspartners
- mehr als der Patient reden
- vorschnelle Schlussfolgerungen ziehen
- den Fokus des Gespräches absichtlich wechseln (Whaley & Wong)

Eine gute Patient-Berater-Beziehung ist die Voraussetzung für den gesamten Beratungs- und Trainingsprozess. Nur so erhält der Beratende wesentliche Informationen zur Biografie, zum individuellen Verständnis von Gesundheit und Krankheit, zur Lernsituation und -motivation und zu den Ressourcen des Patienten. Diese Informationen stellen die Basis zur gemeinsamen Festlegung von individuellen Zielen für das Beratungsprogramm und Selbstmanagementtraining dar.

Ziele

Nach einer ausführlichen Informationssammlung, die im Einzelgespräch erhoben wird, sollten erste Beratungs-/Schulungsziele gemeinsam mit dem Patienten formuliert werden. Eine individuelle Einschätzung (auf der Grundlage seiner persönlichen Voraussetzungen und Gesundheitsvorstellungen) des Patienten und einfühlsame Information zur Verbesserung seines Gesundheitszustandes bilden die Basis für den Patienten, **seine individuellen Ziele** für den Beratungs-/Schulungsprozess zu finden. Nur diese Ziele sind ausschlaggebend und müssen herausgefunden werden. Die Definition von kleinen, erreichbaren Teilziele auf dem Weg dahin motivieren zum Weitermachen. Die individuellen Ziele bestimmen die Inhalte der Beratung, auf die kurz im nächsten Abschnitt eingegangen werden soll.

Inhalte

Bei der Festlegung der Inhalte kommt es auf das Geschick des Beratenden an, die bestimmten Ziele, Erwartungen und Voraussetzungen der Teilnehmer einzubeziehen und gleichzeitig auch Kenntnisse und Selbstmanagement-Fertigkeiten zu vermitteln.

Gezielte alltagsbezogene Frage- und Problemstellungen (z.B. zu Verhalten, Empfindungen bei Hypoglykämie etc.) fördern den Lernprozess der Beteiligten. Ein unbedingtes Muss bei Gruppenberatungen/-schulungen ist die Klärung der Ziele, Erwartungen und Vorerfahrungen der einzelnen Teilnehmer. Nur so gelingt es, alle Teilnehmer zu motivieren und aktiv am Beratungsprozess teilhaben zu lassen. Wenn sich z.B. ein Teilnehmer bereits seit 10 Jahren Insulin spritzt, ist er sicher nicht mehr an der Spritztechnik interessiert. Wenn er aber über seine positiven Erfahrungen oder Schwierigkeiten mit der Injektion berichten kann, dann fühlt er sich wichtig und aktiv in den Beratungsprozess einbezogen. Berichtet er z.B., dass er das Spritzen schnell erlernt hat, aber immer noch Probleme hat, sich in der Öffentlichkeit zu spritzen, dann können die anderen Teilnehmer einerseits erfahren, dass sie dies auch lernen können. Andererseits können sie aber auch Vorschläge zur Problemlösung diskutieren und für sich selbst Schlüsse daraus ziehen. An diesem Beispiel zeigt sich die Dynamik und auch die wechselseitige Abhängigkeit der Inhalte mit Zielen, Erfahrungen und Voraussetzungen der Teilnehmer. Methoden und Medien zur Vermittlung der Inhalte sollen im Handlungsfeld *Situation* weiter ausgeführt werden.

Die Beratungs-/Schulungssituation

Die Entscheidung über die Durchführung von Einzel- oder Gruppenberatung ist Hauptbestandteil der Situationsdimension, dies soll an dieser Stelle ausführlicher erläutert werden.

Soziale Konstellationen (Setting) in Beratung und Schulung

Das vertrauliche Beratungsgespräch "unter vier Augen" ist eine besondere soziale Konstellation von mehreren Möglichkeiten im diabetischen Beratungsfeld. Im Bereich von chronischen Krankheiten kommt der Arbeit mit Gruppen und Organisationen (Selbsthilfegruppe, Pflegekräfte) ein großer Stellenwert zu, ebenso wie der Beratung von Familien (Kind und Eltern, Partner, Familienmitglieder).

In der Literatur wird die soziale Konstellation häufig unter dem Stichwort des Settings behandelt. Setting ist ein umfassender Begriff der neben der Personenkonstellation auch zeitliche, räumliche und institutionelle Bereiche einschließt. Hier wird er für die Beratungskonstellationen von Einzel- und Gruppenberatung verwandt.

Entscheidungskriterien für Einzel- bzw. Gruppenschulung/-beratung: Die Entscheidung darüber, mit wem das Erstgespräch geführt bzw. wer in die Beratung mit einbezogen wird (Angehörige), ob eine Einzelberatung oder eine Gruppenberatung angemessen ist, ist für den Beratungserfolg eine wichtige Voraussetzung.

Einzelberatung und Einzeltraining: Einzelberatung ist eine intensive Form der Problembearbeitung. Sie ist in besonderem Maße auf die persönlichen Erfahrungen des Patienten konzentriert. Im Mittelpunkt stehen die subjektive Problemerfahrung, die individuell erlebten sozialen Rahmenbedingungen der jeweiligen Problemlage und der Prozess der Orientierung und Entscheidung im Kontext der Lebenssituation des Patienten. Andere Personen werden nur einbezogen, wenn sie wichtig für die Problembewältigung sind. Wenn in der Einzelberatung die Lebenssituation und Problembewältigung Gegenstand des beratenden Gesprächs sind, bedeutet dies, dass das beratende Handeln weitgehend auf die ratsuchende Person bezogen ist. Beispielsweise würden demnach Schwierigkeiten eines Patienten bei der Insulindosisanpassung oder andere Probleme im Mittelpunkt stehen.

Jeder Ratsuchende erlebt seine Probleme individuell, unabhängig davon, ob er weiß, dass auch andere Betroffene ähnliche oder gleiche Probleme haben. Im Rahmen einer Einzelberatung könnten die Probleme beispielsweise so beschrieben werden:

- als Problem von unsicheren Handlungsstrategien und Ängsten des Patienten
- als Probleme der Lebensumstände des Patienten, z.B. Arbeitsverhältnis
- als Problem seiner Interaktionspartner (Familie, Freunde, Arbeitskollegen)
- als Problem infrastruktureller Gegebenheiten wie z.B. keine Schwerpunktpraxis oder Selbsthilfegruppe in der Nähe

In der Einzelberatung gibt es die Möglichkeit der intensiven Kommunikation. Die Patienten müssen nicht auf andere Rücksicht nehmen, sie können sich der Beraterin offen mitteilen. Von weiterem Vorteil kann die Einzelschulung im Gegensatz zu einer Gruppenschulung dann sein,

- wenn der Patient Angst hat, sich vor weiteren Anwesenden zu offenbaren, also wenn ihm seine Fragen und seine Anliegen unangenehm sind (Libidoprobleme)
- wenn für den Patienten eine intensive Kommunikation mit der Beraterin von vorrangiger Bedeutung ist, d.h. gezielt Hilfe von einer Person gesucht wird (z.B. Mutter eines Jugendlichen mit Diabetes)
- wenn die ratsuchende Person über individuelle Konflikte (Ehe, Arbeitsplatz) sprechen möchte, die kein Gruppenthema sind

Allerdings muss folgendes bedacht werden: Bei länger dauernden Beratungsprozessen entwickelt sich oft eine starke emotionale Bindung an die Beraterin. Einzelberatungen stellen deshalb besonders hohe Anforderungen an die Beziehungskompetenz und an die Sensibilität der Beraterin im Hinblick auf den Umgang mit der Beziehung.

Gruppenberatung und Gruppentraining: Eine Gruppe besteht aus einer Anzahl von Personen, die in wechselseitigen Beziehungen zueinander stehen und bestenfalls ein Gruppengefühl oder "Wir-Gefühl" entwickeln. In dieser zweckorientierten, zeitlich begrenzten Zusammenkunft, wo die Beteiligten von Angesicht zu Angesicht mit einem Ziel zusammenarbeiten, besteht für jeden die Möglichkeit, aus der persönlichen Aktivität aller Teilnehmer Vorteile zu ziehen.

Unter der Leitung einer Beraterin kommen über einen bestimmten Zeitraum Betroffene zusammen, die sich gemeinsam und in direkter Interaktion mit bestimmten Problemen und vor allem mit dem Management des Diabetes auseinandersetzen. Die Gruppen kommen zusammen durch Empfehlungen (Hausarzt, Krankenkasse, Selbsthilfegruppe, Presse etc.) oder aus der Einzelberatung.

Die Argumente für einen Gruppenunterricht/-zusammenkunft sind vielfältig:

- Es ist erwiesen, dass in Gruppen im allgemeinen Probleme besser gelöst und Aufgaben besser bewältigt werden können
- Die Arbeit in einer Gruppe kann zur Freude am Lernen und zu Wissensgewinn beitragen.
- Im Miteinander werden die Fähigkeiten und Kenntnisse oft praxisnaher und dauerhafter vermittelt und behalten
- In einer Gruppe wird dem Bedürfnis nach Information und Kommunikation entgegengekommen, dieses unterstützt entscheidend die schwierigen Phasen in der Krankheitsbewältigung
- Der Einzelne kann seinen Wunsch nach Selbstdarstellung befriedigen.

Innerhalb einer Gruppe entstehen oft bestimmte Erwartungen in bezug auf ein gemeinsames Ziel. Diese soziale Motivation hilft dem einzelnen Gruppenmitglied das eigene Trägheitsmoment zu überwinden (ein gutes Beispiel dafür sind die Weight-Watcher Gruppen).

Jede Beratungsarbeit folgt der Regeln menschlicher Kommunikation. Um den Beratungsprozess für alle Seiten möglichst gewinnbringend zu gestalten ist es hilfreich, sich vertieft in das Modell der Themenzentrierten Interaktion nach Cohn einzulesen.

Ruth C. Cohn (1988) konzipierte die *Themenzentrierte Interaktion* (TZI)*, die von besonderer Bedeutung bei der Gesprächsführung ist und vor allem bei der Kommunikation in der Gruppe, aber auch bei Einzelgesprächen zugrunde gelegt werden kann.

* Sie wurde entwickelt auf Grund der Beobachtung, dass in therapeutischen Gruppen lebendiges, anregendes und nutzbringendes Lernen erlebt wurde, während die Studenten in Hörsälen trockenes und nicht gerade bereicherndes Lernen erduldeten.

Die Lebendigkeit gruppentherapeutischen Lernens hat vor allem mit einer respektvollen Grundhaltung zur Gefühlswelt und zum persönlichen Befinden des Einzelnen zu tun. Gefühle werden als des Menschen ureigenstes Anrecht respektiert. Ein so gestaltetes Gruppenklima ermutigt die Teilnehmer eigene Gefühle, wahrzunehmen und auszudrücken, und andere Gefühle zu respektieren.

Auch in der TZI begegnen wir wieder dem humanistischen Menschenbild mit der Fähigkeit des Menschen nach Wachstum und Reifung, dem Streben nach Autonomie und Entscheidungsfreiheit, weshalb dieses Konzept unabdingbar in einer

Empowerment-orientierter Beratung angewandt werden muss.

Im Unterrichtsgeschehen haben Patienten (Ratsuchende) und Beratende in gleichem Maße Anrecht auf die Realität ihrer Störungen, und genauso auf ihre schöpferischen Gefühle.

Unumstößlicher Grundsatz in der Gruppe für alle Beteiligten ist: Versuche, in dieser Sitzung das zu geben, was du selbst empfangen möchtest.

Jede Gruppeninteraktion nach TZI enthält folgende Elemente:

- *Ich*: die Persönlichkeit der einzelnen Teilnehmer
- *Wir*: die gesamte Gruppe
- das *Thema* der Gruppe
- die spezifischen *Rahmenbedingungen*

Die Elemente *Ich*, *Wir* und das *Thema* stehen gleichberechtigt nebeneinander. Cohn formulierte zwei Handlungsleitlinien:

1.	"Sei dein eigener Chairman" betont die eigenverantwortliche Entscheidung, seine Belange in der Gruppe zu vertreten.
2.	"Störungen haben Vorrang", da ohne ihre Lösung Wachstum erschwert oder verhindert wird (Cohn, R. 1988, S. 120)

Auf dieser Basis hat Cohn neun Hilfsregeln für eine effektive Kommunikation in Gruppen aufgestellt:

1.	Benutze beim Reden die "Ich-Form" statt "Wir" oder "Man".
2.	Stelle Fragen mit Begründung und der Bedeutung für dich.
3.	Sei authentisch und selektiere, was du sagst und tust.
4.	Sprich über deine Erfahrungen statt Interpretationen von anderen zu äußern.
5.	Vermeide Verallgemeinerungen.
6.	Bei Aussagen über Verhalten von anderen sprich darüber was dieses Verhalten für dich bedeutet.
7.	Seitengespräche haben Vorrang.
8.	Es redet nur einer zur gleichen Zeit.
9.	Einigt euch, wenn mehr als einer sprechen will.

In der Praxis hat sich diese Methode in der Arbeit mit Gruppen bewährt. Sie ermöglicht, sinnvolles Lernen, da sie den Menschen als psychosomatisches, d.h. neben seinen kognitiven Fähigkeiten auch sinnliches und gefühlsbetontes Wesen ernst nimmt.

Aufmerksamkeit und Desinteresse einzelner Gruppenmitglieder

Die Wahrnehmung von nonverbalen Signalen zur Erkennung von Desinteresse und Nichtverstehen sollten erfahrene Beratende unverzüglich aufgreifen und die Klärung mit der Gruppe anstreben.

In der Tabelle 2.1 sind einige Beispiele aufgeführt, wie Desinteresse oder Nichtverstehen von den Teilnehmern signalisiert werden. Wichtig ist, diese "Störungen" gleich aktiv in der Gruppe anzusprechen bzw. zu klären, um wieder ein Gleichgewicht zwischen dem Thema, den Teilnehmern und der Gruppe herzustellen.

Ein möglicher Nachteil von Gruppenunterricht soll nicht unerwähnt bleiben: die Gruppe ist ggf. langsamer als der Einzelne. Interaktionen in der Gruppe führen auch zu nicht gewünschten Abweichungen oder sogar zu ernsthaften Störungen in der Gruppe, was einen sensiblen Umgang, Erfahrung und Reflexionsfähigkeit auf der Seite der Beratenden erfordert. Möglicherweise kann auch ein sinnvoller Methodenwechsel unter Einsatz kreativer Medien die Zusammenführung der Gruppe fördern.

Methoden und Medien

Der Berater muss sich darüber im Klaren sein, dass ein Monolog unerwünscht ist. Der Patient soll die Informationen verstehen und sich daran erinnern. Der Einsatz von kreativen Methoden, die alle Sinne und Kommunikationskanäle ansprechen (z.B. Malen, Meditation, Auflockerungsübungen mit gymnastischen Elementen, Sinnsprüche, kurze Erzählungen/Geschichten, gemeinsames Essen/Spazieren gehen, etwas zusammenstellen, kochen) fördert lebendiges, erfahrungsbezogenes und handlungsorientiertes Lernen.

Signale, die Aufmerksamkeit anzeigen	Signale, die Desinteresse oder ggf. Nichtverstehen anzeigen
• Zuwenden des Körpers, Blickkontakt	• Blick abwenden
• Kopfnicken	• Arme verschränken, sich zurücklehnen
• Lächeln	• mit anderen tuscheln, reden
• verbale Äußerungen wie "Ja", Nein",	• stumm sitzen, keine Lautäußerungen
• Wiedergabe mit eigenen Worten	• wenig oder keine Beiträge
• antwortet auf Fragen, stellt Fragen	• verlässt häufig den Raum

Tab. 2.1: Beispiele für das Signalisieren von Aufmerksamkeit bzw. Desinteresse oder Nichtverstehen. Quelle: Gugel: Methoden-Manual I: "Neues Lernen".

Erinnerungswerte:

- lesen ca. 10 %
- hören ca. 20 %
- sehen ca. 30 %
- sehen und hören ca. 50 %
- selbst vortragen ca. 70 %
- selbst ausführen ca. 90 %

Lauber, 2001

→ Nur lesen und hören ist zuwenig!

Für einen optimalen Ablauf eines Gruppengespräches empfiehlt sich:

- die Wissensvermittlung (vorher Bedarf klären) des entsprechenden Themas (pro und contra mit allen TN) anhand des Einsatzes visualisierender Techniken dem (Folien, Materialien für das Selbstmanagement), evtl. unterstützt durch das Lesen von Broschüren
- Vorsicht beim Einsatz von vorgefertigten Folien → sie behindern eine auf die individuelle Gruppe bezogene Adaptation und sind oft gespickt mit medizinischen pathophysiologischen Ausdrücken und Vorgängen
- Abstimmung auf den Tageszeitpunkt → welche Aufmerksamkeit ist zu erwarten (z.B. höhere Aktivität am Morgen, geringere in der Mittagszeit)
- nicht zuviel Informationen anbieten → Verarbeitung der Informationen in kleinen Schritten, damit sich z.B. ältere Patienten nicht unter Druck gesetzt fühlen
- besonders wichtige Informationen am Anfang und am Schluss geben → erfahrungsgemäß werden dazwischen liegende Informationen nicht so leicht behalten
- genauso verhält es sich mit positiven emotionalen Informationen → an den Anfang und Schluss gesetzt bleiben sie am ehesten im Gedächtnis haften
- Demonstration und praktische Übungen unter Beachtung der individuellen Aufnahmefähigkeit
- Feedback am Ende der Unterrichtseinheit zur Sicherung und Klärung, ob die Teilnehmer erreicht wurden

Organisation

An dieser Stelle sei noch auf einige wesentliche Punkte zur Organisation der Beratung/Schulung hingewiesen. Der Beratungsprozess ist mit einigem Aufwand an Planung und Organisation verbunden. Zwar verlangen die einzelnen Beratungssequenzen oft eine spontane Anpassung von Inhalten und Methoden, dennoch sollte der Beratende einen Planungsentwurf zum Ablauf und zur Vorgehensweise der Beratungssequenz erstellen. Dies ist notwendig, um anhand der im Vorfeld erhobenen Informationen die Struktur individuell auf die Gruppe bezogen festzulegen und entsprechende Prioritäten im Lehr-Lern-Prozess zu bestimmen. Der Planungsentwurf dient aber eher als Leitfaden, der bei entsprechend anderen Bedürfnissen der Gruppe verändert wird.

Zu einem reibungslosen Ablauf gehört natürlich auch die Raumorganisation, die Gestaltung und Atmosphäre des Schulungsraumes, die Terminierung und die Einplanung von angemessenen Pausen.

2.1.3. Abschließende Gedanken zu Compliance und Empowerment

Abschließend zu der bisherigen Diskussion sei nun nochmals auf die Konzepte Compliance und Empowerment hingewiesen. Schließen sie sich wirklich gegenseitig aus oder ist nicht vielmehr eine sinnvolle und sensible Verknüpfung beider Konzepte notwendig? Die Therapietreue (Compliance) ist *eine* Voraussetzung - die Selbststeuerung des Verhaltens, d.h. die "Stärkung der eigenen Bewältigungskompetenzen" (Empowerment) im Umgang mit der Krankheit eine *weitere* Bedingung für eine erfolgreiche Behandlung von Diabetes.

Compliance und Empowerment dürfen nicht im Widerspruch stehen, sondern müssen sich in einem gleichberechtigten Verhältnis zu einer Einheit entwickeln. Leitgedanke ist hierbei, dass der Patient der Experte für seine körperliche und seelische Verfassung ist, der Arzt/die Diabetesberaterin/die Diabetesassistentin die Experten für die professionelle Therapie. Nur im Dialog mit dem Schwerpunkt auf die individuelle Situation und Persönlichkeit des erkrankten Menschen kann zukünftig gute Beratung und Selbstmanagement-Training gelingen. Bestehende Beratungs- und Selbstmanagement-Curricula sollten auf diesen Aspekt hin überprüft und angepasst werden.

Fachpersonal sollte empfohlen werden, sich einerseits stetig zu hinterfragen, ob die Beratung auf Empowerment und Gesundheitsförderung ausgerichtet ist. Andererseits seien insbesondere langjährig erfahrene Beratende auf die Verpflichtung hingewiesen, sich in pädagogisch-didaktischen Fortbildungsveranstaltungen weiterzuentwickeln, damit Beratung und Schulung langfristig effektiv sind.

Schließlich sei auf einige Handlungsweisen hingewiesen, die es zu vermeiden gilt und mit denen die Empowerment-Philosophie *ad absurdum* geführt wird:

- Mahnungen, Anordnungen, Dirigieren oder Befehle aussprechen
- Patienten überreden, manipulieren
- Gefühle, Gedanken und Lösungsversuche der Betroffenen missachten, ignorieren oder bagatellisieren
- Lehrsätze und Dogmen vertreten und dabei die Lebenswelt des Patienten außer acht lassen
- Monologe halten und dabei den anderen aus den Augen verlieren
- eigene subjektive Erfahrungen, Gedanken und Gefühle auf den anderen projizieren

Als Grundhaltung sei empfohlen, den Patienten nicht mit zu viel Informationen zu überschütten, sondern ihm genügend Zeit zu geben, damit er Vertrauen fassen kann, seine Probleme zu äußern und selbst Lösungsstrategien zu entwickeln.

Empfehlungen zur Integration der vorgestellten Modelle und Konzepte

Das pädagogisch-didaktische Modell soll die Tätigkeitsfelder Beratung, theoretischer Unterricht und praktische Anleitung der Patienten und deren Einflussfaktoren widerspiegeln. Das Modell zeigt die komplexen Strukturen und Vernetzungen der Einflussfaktoren der Beratungs- und Selbstmanagementpraxis auf.

Eine sinnvolle Kombination unterschiedlicher Modelle lässt den Unterricht lebendig, interessant, vielseitig und effektiv werden. Wie eingangs in diesem Kapitel erwähnt, gibt es kein allumfassendes gültiges Modell. Jeder Lehrende hat seinen persönlichen Stil. Der sich aus der Anwendung verschiedener Teilaspekte der Modelle zusammensetzt und für sich selbst sein eigenen Modell darstellt. Handlungsleitend muss dabei immer die Lebenswirklichkeit der Patienten sein. Nicht vergessen werden darf dabei, dass die ausschließliche Anwendung eines rein didaktischen Modells den Schwerpunkt der Beratung vernachlässigt und den theoretischen Unterricht der Patienten in den Vordergrund rückt.

"Behandle die Menschen so, als wären sie, was sie sein sollten und du hilfst ihnen zu werden, was sie sein könnten."
Goethe

2.1.4. Literatur

1. Antonovsky, Aaron (1997): Salutogenese: zur Entmystifizierung der Gesundheit. Deutsche erweiterte Herausgabe von Alexa Franke. Dgvt-Verlag. Tübingen.

2. Arnold, Rolf & Siebert Horst (1997) Konstruktivistische Erwachsenenbildung. Schneider Verlag. Hohengehren.

3. Berger, Michael (1995): Diabetes mellitus. Urban & Schwarzenberg. München-Wien-Baltimore

4. Belz, Horst (2001): Lebendiges Lernen, Lambertus Verlag, Freiburg.

5. Bott, Uwe (1995): Psychosoziale Aspekte und Krankheitsbewältigung in Berger, M. (1995): Diabetes mellitus. Urban & Schwarzenberg. München - Wien - Baltimore

6. Dahmer, Jürgen (1993): Effektives Lernen Schattauer Verlag.

7. Gugel, Günther (2000): Methoden-Manual I: Neues Lernen, 3. Auflage. Beltz Verlag, Weinheim.

8. Lazarus, Richard S (1987):Stress, appraisal, and coping. Springer Publishing Company.New York.

9. Lauber Annette (Hrsg) (2001): Grundlagen beruflicher Pflege. Gustav Thieme Verlag. Stuttgart.

10. Mühlhauser, Ingrid: (1994) Verbesserung der Behandlungsqualität der chronischen Krankheiten Diabetes mellitus, arterielle Hypertonie und Asthma bronchiale. Urban & Schwarzenberg München

11. Naidoo J & Wills J (1994) Health Promotion: Foundations for Practice. Baillière Tindall. London.

12. Rinke S. & Berger M. (1983) Die ersten Jahre der Insulintherapie.. W. Zuckschwerdt. München

13. Rogers, Carl (1995): Die nicht-direktive Beratung. Fischer-Verlag, Frankfurt

14. Schewior-Popp (1998): Handlungsorientiertes Lehren und Lernen in Pflege- und Rehabilitationsberufen. Gustav Thieme Verlag. Stuttgart.

15. Schulz von Thun, F (1990): Miteinander reden (Bd 1+2). Rowohlt Verlag, Reinbek

16. Watzlawick, Paul (1996): Menschliche Kommunikation. Huber Verlag, Bern

17. Zintl, Viola (1998): Lernen mit System. Urban & Schwarzenberg, München

2.2. "WEGE" - Coping-Schulung für Menschen mit Diabetes

Ein strukturiertes Programm zur Verbesserung der Krankheitsverarbeitung

2.2.1. Einleitung

Wer viel über Diabetes weiß, macht weniger Fehler und kann informierter und sicherer Entscheidungen in der tagtäglichen Selbstbehandlung treffen. Wie die Übersicht zur aktuellen Schulungslandschaft und deren Konzepte verdeutlicht (☞ Kap. 2.1.), vermittelt Schulung den Betroffenen notwendiges Wissen und Sicherheit und ist somit als empowerment-fördernder Bestandteil der gegenwärtigen Diabetesbehandlung nicht mehr wegzudenken.

Dabei hat sich vielerorts ein pädagogisches Verständnis von Schulung durchgesetzt, das weit über die bloße Anordnung zur Durchführung der Behandlung hinausgeht. An die Stelle traditioneller pädagogischer "Belehrungsdidaktik" rückt zunehmend ein personenbezogenes Verständnis von Patientenschulung.

Wissen hilft, ist aber nicht alles

Was aber geschieht, wenn es trotz ausreichender Information in der Umsetzung im Alltag "hapert"? Die Ursachen für Umsetzungsprobleme der Betroffenen sind vielfältig. Allzu häufig spielt dabei eine problematische seelische Bewältigung und unzureichende Krankheitsverarbeitung des Diabetes eine Rolle. Schätzungsweise 30-40 % aller Typ 1- und Typ 2-Diabetiker haben Schwierigkeiten in der Bewältigung und Akzeptanz des Diabetes. Bei der Lösung individueller Schwierigkeiten der Krankheitsverarbeitung gelangen nochmalige Informationsschulungen häufig an ihre Grenzen. Aber auch nicht jeder Betroffene braucht in dieser Situation eine Psychotherapie.

An diesen Grenzen setzt nun die neue strukturierte Coping-Schulung zur Verbesserung der Krankheitsverarbeitung und zur Gewinnung neuer Motivation ein.

Diabetes bewältigen heißt, hilfreiche Gedanken, Gefühle und Handlungen zu entwickeln

Was bedeutet "Coping"? Der Umgang mit einer Erkrankung und ihre Bewältigung wird in Fachkreisen mit dem englischen Begriff "Coping" bezeichnet (to *cope* = bewältigen, mit etwas umgehen). Dazu gehört das komplexe Zusammenspiel aller Gedanken, Gefühle und Handlungen, die der Betroffene bezüglich seiner Krankheit erlebt und unternimmt.

Viele WEGE führen zum Ziel

Da die Krankheitsbewältigung keinen allgemeingültigen, festen Regeln unterliegt, gibt es also auch nicht *den* einzigen richtigen Weg, Diabetes zu bewältigen.

Coping (die Krankheitsbewältigung) ist vielmehr ein individuell ablaufender, vom Betroffenen, seinem Erkrankungsverlauf und der Umgebung abhängiger Prozess, der nicht ohne weiteres von einem auf einen anderen Menschen übertragbar ist.

Durch zahlreiche Untersuchungen wissen wir jedoch, dass spezielle Faktoren, u.a. die Fähigkeit eigene Probleme zu erkennen und zu analysieren, einen erfolgreichen Verlauf der Krankheitsbewältigung begünstigen können. D.h., dass über die Fähigkeit hinaus, ein Problem (z.B. "*Mir fehlt die Motivation zur Blutzuckerselbstkontrolle*") benennen zu können, beinhaltet erfolgreiche Krankheitsverarbeitung ebenso, sich Klarheit über die persönlichen Hintergründe dieses Problems zu verschaffen. Dies geschieht durch Problemanalyse, indem möglichst viele relevante Aspekte, die zum Zustandekommen der Schwierigkeit beitragen erfasst und in ihrem Zusammenwirken erkannt werden.

Folgende Faktoren begünstigen eine erfolgreiche Krankheitsverarbeitung des Diabetes:

- ausreichend Information über Diabetes und die Behandlung
- die Fähigkeit zur Problemanalyse
- aktives, selbstbestimmtes Verhalten
- Techniken der Selbstmotivierung z.B. durch eine sinnvolle Zielsetzung
- Erfahrung von Selbstwirksamkeit
- Erkennen und Nutzen innerer sowie äußerer Ressourcen/Kraftquellen

Die Coping-Schulung zielt auf das Erlernen jener Fähigkeiten und Kompetenzen im Umgang mit sich selbst, dem Diabetes und anderen Menschen, die den individuellen Weg erleichtern und eine verbesserte Krankheitsverarbeitung positiv beeinflussen können.

Die Entwicklung hilfreicher Gedanken, Gefühle und Handlungen, ist neben der richtigen medizinischen Behandlung eine der wichtigsten Grundvoraussetzungen, um dauerhaft normnahe Blutzuckerwerte anzustreben und persönliche Behandlungszufriedenheit im Alltag zu erzielen.

2.2.2. Wie ist die Coping-Schulung "WEGE" aufgebaut?

Die Coping-Schulung ist ein strukturiertes 3 x 3-stündiges Gruppenprogramm für 4-6 Teilnehmer pro Gruppe. Es wurde für diejenigen Menschen mit Diabetes (Typ 1/Typ 2) entwickelt, die trotz einer oder mehrmaliger Informationsschulungen im persönlichen Umgang mit ihrem Diabetes und ihrer Behandlung Schwierigkeiten haben.

Coping-Schulung	
Zeitumfang	3 x 3 Stunden
Gruppengröße	4 bis 6 Teilnehmer
Diabetestyp	Typ 1- und Typ 2-Diabetiker
Trainer	Diabetesberaterinnen/-assistentinnen, Diabetologen, Psychologen, Pädagogen

Tab. 2.2: Coping-Schulung "WEGE".

Indikationsklärung

Bei der Einschätzung, ob ein Patient von der Coping-Schulung profitieren könnte, sollten im Gespräch mit dem Betroffenen folgende Fragen besprochen werden:

- Ist der Patient ausreichend informiert und geschult?
- Erlebt der Patient psychosoziale Schwierigkeiten im Zusammenhang mit Diabetes?
- Ist der Patient an einer Lösung seiner Schwierigkeiten interessiert?
- Ist der Patient bereit, mit anderen in einer Gruppe an einer Lösung zu arbeiten?

Wenn alle Fragen mit "ja" beantwortet werden können, erscheinen nach bisherigen Erfahrungen die Voraussetzungen gegeben, dass die Durchführung der Coping-Schulung in Ergänzung vorheriger Informationsschulung einen Kontext für Veränderung bietet.

Ziele der Coping-Schulung

Als motivierende Kurzintervention verfolgt die Coping-Schulung "WEGE" drei begrenzte Ziele:

- Verbesserung der Krankheitsverarbeitung durch mehr *Selbsterkenntnis*
- Verbesserung der Behandlungsmotivation durch Aktivierung vorhandener *Selbsthilfefähigkeiten* und Ressourcen

- Entwicklung möglicher *Veränderungsschritte*

1. Schulungseinheit: Ausgangssituation, Problemanalyse und Zielfindung

In der ersten Schulungseinheit lernen die Patienten Möglichkeiten kennen, ihre eigene individuelle Ausgangssituation neu zu betrachten. Dadurch werden erlebte Schwierigkeiten auf dem Hintergrund persönlicher und sozialer Gegebenheiten verstehbar. Mit dem Verständnis für diese Hintergründe führt ein weiterer Schritt dazu, die für die Teilnehmer bedeutsamen Ziele und Veränderungswünsche in den Blick zu nehmen.

In dieser ersten Phase der Schulung erhält somit jede einzelne Person im Gespräch mit dem Trainer und der Gruppe mehr Klarheit über eigene Schwierigkeiten aber auch den in der Zukunft liegenden wünschenswerten Veränderungen. Die angewendete Methode "Time-line der WEGE Coping-Schulung" ermöglicht dabei einen raschen und im Erleben der Patienten motivierenden Überblick der persönlichen gegenwärtigen Situation.

Zu diesem Zeitpunkt werden keine vorschnellen Empfehlungen und Ratschläge zur Lösung des Problems vom Trainer/Moderator angeboten und erörtert.

2. Schulungseinheit: Ressourcen und Kraftquellen erkennen und aktivieren

In der zweiten Schulungseinheit lernen die Teilnehmer, verfügbare Ressourcen neu zu erleben und zu aktivieren. Dies geschieht durch die Imagination (bildhafte Erinnerung) bisheriger positiver Erfahrungen im eigenen Leben. Da jeder Mensch in seinem bisherigen Leben bereits schon schwierige Situationen bewältigt, gemeistert, etwas persönlich Bedeutsames geschafft und Veränderungen des eigenen Lebens aktiv gestaltet hat, werden diese Erfahrungen zum Ausgangspunkt neuer Veränderungsmotivation ins Bewusstsein gerufen. Ziel dieser Schulungseinheit ist es, die Behandlungsmotivation durch Aktivierung vorhandener Selbsthilfefähigkeiten und das Nacherleben eigener Selbstwirksamkeit und damit verbundener Stärkung des Selbstwertgefühls zu fördern.

3. Schulungseinheit: Individuelle Veränderungsplanung

Die dritte Schulungseinheit der Coping-Schulung umfasst die Veränderungsplanung durch das Zusammenführen aller für die betreffende Person möglichen Verhaltens- und Denkweisen, die auf dem Weg zu den in der ersten Schulungseinheit erarbeiteten individuellen Zielen und Veränderungswünschen hilfreich sein können. In dieser Phase wird insbesondere der wechselseitige Austausch der Teilnehmer untereinander und deren Anteilnahme im Lösungs- und Suchprozess des Einzelnen einbezogen. Die individuelle Veränderungsplanung wird mit Hilfe der Ideen aus der Gruppe erarbeitet, die dem einzelnen als "Reflecting-Team" zur Seite steht. Ziel dieser Schulungseinheit ist es, jedem Teilnehmer zusätzliche Optionen für seinen Weg zur Verfügung zu stellen. Den Teilnehmern wird dabei die Wahl und die Freiheit darüber belassen, welche Idee aus der Gruppe *passt*. Die angewandte Methode geht von der Überlegung aus, dass Veränderung optimal da entstehen kann, wo es einen Freiraum für den Gedankenaustausch zwischen den Gruppenteilnehmern gibt, bei dem die individuelle Autonomie und Selbstverantwortung der beteiligten Personen gesichert ist.

2.2.3. Coping-Schulung als motivierende Kurzintervention

Die Coping-Schulung wurde als motivierende Kurzintervention konzipiert, durch die sich menschliche Entwicklung und Veränderung in Gang setzen lässt. Dabei sind die Inhalte, die mit den angewendeten Methoden *entstehen* nicht planbar oder vorhersagbar, knüpfen aber dafür lebendig an die Bedingungen der teilnehmenden Menschen mit Diabetes an.

Die WEGE Coping-Schulung kann sowohl in der ambulanten als auch während einer stationären Behandlung durchgeführt werden.

Zum Programm gehört ein Arbeitsheft für die Teilnehmer zur Vertiefung der Thematik auch vor, zwischen oder im Anschluss an die Schulungstunden.

2.2.4. Wer kann die Coping-Schulung durchführen?

Die Coping-Schulung kann von diabeteserfahrenen Fachkräften (Diabetesberaterin/-assistentin, Arzt, Diabetologe, Psychologe, Pädagoge) durchgeführt werden.

Der kompetente und verantwortungsbewusste Umgang mit dem Programm wird durch eine wertschätzende, verstehende und unterstützende Haltung gegenüber den ratsuchenden Menschen sicher gestellt. Spezielle Kompetenzen, die den Trainer befähigen, durch die Schritte mit Hilfe der entwickelten Methoden der Coping-Schulung zu moderieren, sind Bestandteil eines 16-stündigen (1,5 Tage) Trainer-Seminars.

2.2.5. Zusammenfassung

Die Coping-Schulung für Menschen mit Diabetes hilft als motivierende Kurzintervention festgefahrene Bewältigungsmuster und Verhaltensweisen zu lösen und neue Möglichkeiten anzustoßen. In 3 x 3 Stunden lernen die Patienten anhand ihrer individuellen Lebenssituationen auftretende Probleme zu analysieren, sich durch sinnvolle Zielsetzung zu motivieren, Anschluss an Selbstwirksamkeitserfahrungen zu machen und durch Aktivierung personaler und sozialer Ressourcen eigene Veränderungen anzugehen.

2.2.6. Literatur

1. Andersen T (Hrsg.) (1990): Das reflektierende - Team. Dortmund

2. Arbeitsgemeinschaft Psychologie und Verhaltensmedizin in der Deutschen Diabetes-Gesellschaft: (1998) Patientenzentrierte Diabetesbehandlung. Diabetes und Stoffwechsel 7, 121-124

3. Blättner, B (1998): Gesundheit läßt sich nicht lehren. Bad Heilbrunn

4. Brown SA (1988): Effects of educational interventions in diabetes care: a meta analysis of findings. Nursing Research 37, 223-230

5. Brown SA (1990): Studies of educational intervention and outcomes in diabetic adults: a meta analysis revisited. Patient Education and Counseling 16, 189-215

6. Brown SA (1992): Meta analysis of diabetic pationt education research: variations in intervention effects across studies. Research in Nursing & Health 15, 409-419

7. Herpertz S, Paust R. (Hrsg.) (1999): Psychosoziale Aspekte in Diagnostik und Therapie des Diabetes mellitus. Lengerich

8. Norris S, Engelau MM, Venkat Narayan KM (2001): Effectiveness of Self-Management Training in Type 2 Diabetes - A systematic review of randomized controlled trials. Diabetes Care 24, 561-587

9. Padgett D, Mumford E, Hynes M, Carter R (1988): Meta-analysis of the effects of educational and psychosocial interventions on management of diabetes mellitus. Journal of Clinical Epidemiology 41, 1007-1030

10. Paust R, Ellebracht H (2000): Fit und selbstbewußt mit Diabetes. Berlin - München

11. Paust R, Meier A (2001): Pädagogik der Patientenschulung; psychomed 13/1, 35-41. Göttingen

12. Paust R, Krämer-Paust R, Schulze-Schleppinghoff B (2002): Coping - Schulung "WEGE" für Menschen mit Diabetes. Diabetesprofi 5, 44-46. Mainz

13. Reddemann L (2001): Imagination als heilsame Kraft. Stuttgart

14. von Schlippe A, Schweitzer J (1996): Lehrbuch der systemischen Therapie und Beratung. Göttingen

15. www.coping-schulung.de

2.3. Training gegen Angst vor Folgeerkrankungen

In der Literatur oder in Schulungen für Diabetiker findet sich zum Thema "Angst vor Folgeerkrankungen" häufig der Hinweis, man solle eine gute Blutzuckereinstellung anstreben und dann würden Folgeerkrankungen und die Angst vermieden.

Eine gute Idee! Aber ist sie auch so einfach realisierbar? Was passiert mit solch einem Rat-Schlag?

Möglicherweise wird gerade dieser zunächst gut gemeinte Rat zum Problem, da unerwünschte psychologische Einstellungen und Gefühle, Zwanghaftigkeit und Ängste hierdurch erst induziert werden. Eine gelassene Grundhaltung zum Diabetes ist aber zweifellos sinnvoller für eine adäquate Diabetes-Therapie. Ein hilfreicher Schritt dorthin könnten die folgenden Vorschläge sein, um die Ängste besser "in den Griff zu kriegen".

2.3.1. Die biologische Funktion der Angst

Menschen können sehr unterschiedliche Gefühle haben, unter denen die "Angst" nur eines von vielen ist. Sie wird aber meist als sehr unangenehm erlebt und daher abgelehnt oder mystifiziert. Dies geschieht zu Unrecht, da sie eine wichtige biologische Funktion hat und zu einem normalen Leben dazugehört, oft sogar einen Alltag erst ermöglicht.

Übrigens: Wenn wir jetzt die biologisch sinnvolle Funktion der Angst betrachten, erreichen wir damit bereits einen ersten therapeutischen, angstreduzierenden Effekt. Die Emotion "Angst" besteht seit der Urzeit. Sie hatte die Funktion, den Ur-Menschen in eine erhöhte Alarmbereitschaft zu versetzten und ihm ein schnelles und für die damaligen Lebensbedingungen höchst sinnvolles Reagieren auf Gefahren und Bedrohungen zu erleichtern, was "damals" konkret Kampf- oder Flucht-Verhalten bedeutete.

Um dies dem Ur-Menschen zu ermöglichen, wurden die dazu hilfreichen Körperfunktionen durch die Ausschüttung von Stresshormonen aktiviert: die allgemeine Wachheit und Erregung wurde erhöht, die Muskulatur angespannt und bestimmte Organfunktionen (Herzschlag, Atmung, Schwitzen) beschleunigt.

Eher "überflüssige" Funktionen wurden gleichzeitig im Sinne einer Energieeinsparung gedämpft. Gelassen bleiben und durch Nachdenken eine Problemlösung in dem Augenblick der Bedrohung erst noch zu entwickeln, wäre eher weniger hilfreich gewesen. "Denken" wird also zugunsten des Kampf-Flucht-Verhaltens unterdrückt. Das berühmte "Brett vor dem Kopf" oder der sogenannte "Black-out" sind die natürlichen Konsequenzen.

Auf diesem Hintergrund ergibt auch die "Angst vor Folgeerkrankungen" einen Sinn. Tatsächlich reduzieren Folgeerkrankungen ja nicht nur die allgemeine Lebensqualität, sondern können auch objektiv die Gesundheit, bestimmte Körperfunktionen oder gar das Leben eines Diabetikers bedrohen.

Insofern bedeutet eine erhöhte Alarmbereitschaft, verbunden mit einer gesteigerten Wachheit und Sensibilität, für einen Diabetiker eine Schutzfunktion. Daher sollte die Angst nicht völlig verschwinden, sondern kreativ und sinnvoll in die Diabetes-Therapie eingebaut werden, um dann sogar für die Vermeidung oder Verminderung von Folgeerkrankungen nützlich und motivierend wirken zu können.

> Also: die Angst macht Sinn, deshalb sollte man sie beibehalten und lenken lernen!
> Außerdem: "Die Angst muss weg"-Forderung erzeugt die sog. "Angst vor der Angst"!

Weil "Angst" meist sehr negativ erlebt wird, möchten viele Menschen sie nicht aushalten und fordern "Die Angst muss weg!" Ohne Angst würde aber ein wichtiger Alarm- und Schutzmechanismus fehlen, weshalb die Natur dafür sorgt, dass ein Verschwinden der Angst nicht möglich ist. Wer trotzdem das Unmögliche fordert, scheitert zwangsläufig und erlebt damit einen sogenannten Kontrollverlust. Kontrolle gibt uns aber ein Gefühl der Sicherheit, wohingegen der Kontroll-Verlust unweigerlich "Angst macht". "Die Angst muss weg"-Forderung" vergrößert also garantiert die Angst!

2.3.2. Verhaltensänderungen durch Angst vor Folgeerkrankungen

Die Angst vor Folgeerkrankungen kann allgemeine (z.B. Rückzug, soziale Isolation) und diabetesspezifische Verhaltensänderungen erzeugen, die hier näher betrachtet werden:

Verwechslungsmöglichkeit mit einer Hypoglykämie: kurz- und langfristige Folgen

Die Ausschüttung von Angst-Stresshormonen verändert Körperfunktionen, die einer Hypoglykämie sehr ähnlich sein können. Wer tendenziell eh schon Furcht vor Kontrollverlusten hat, wird auch hier vermutlich Angst spüren, und steht dann vor einem echten Dilemma.

Wer nämlich die Risikowahlmöglichkeit zwischen zwei unangenehmen Konsequenzen hat, von denen die eine kurzfristig negativ und die andere langfristig negativ wirkt, wird meist das erst langfristig negativ wirkende Risiko "wählen". Die Angst vor einer Hypo wird oft größer (weil sofort wirkend) als die Angst vor Folgeerkrankungen (weil viel später wirkend) erlebt. Zur Vermeidung einer Hypoglykämie wird dann eine vermeintlich "sichere Einstellung" gewählt, die aber den HbA1c-Wert und das Risiko von Folgeerkrankungen erhöht. So kann eine "Sich selbst erfüllende Prophezeiung" entstehen. Insofern sollten die Themen "Angst vor Folgeerkrankungen" und "Angst vor Hypoglykämien" unbedingt im Zusammenhang betrachtet werden!

Außerdem sollte der Unterschied zwischen Hypoglykämie und Angst erkannt werden. Wer jede körperliche Angstreaktion als eine Hypoglykämie fehlattribuiert, wird zu oft falsch handeln!

Gute HbA1c-Werte?

Ängstliche Diabetiker versuchen das Risiko von Folgeerkrankungen zu vermindern, indem sie mit viel Mühe und Ehrgeiz eine "knappe Einstellung" und gute HbA1c-Werte erreichen. Betreuende Ärzte und Diabetesberaterinnen sollten deshalb ihre Patienten wegen "guter" HbA1c-Werte nicht nur "loben", sondern auch kritisch hinterfragen, wie dieser Wert erreicht wird. Möglicherweise ist jemand durch die Angst vor Folgeerkrankungen so hoch motiviert. Gute HbA1c-Werte könnten also wichtige Hinweise auf nichteingestandene Ängste sein, denen man so auf die Spur kommen kann!

Tip: Den HbA1c-Wert mit dem Diabetiker besprechen und bezüglich der Angst nachfragen!

Vermeiden und Leugnen

Werden keine Möglichkeiten des Umgangs mit der Angst erlernt, kann dies zu einer allgemeinen Vermeidungs- und Leugnungshaltung führen.

- Ein Diabetiker entwickelt dabei z.B. die Überzeugung, dass er von Folgeerkrankungen nicht betroffen sein wird
- Oder Patienten mit bereits diagnostizierten Folgeerkrankungen entwickeln die Idee, nichts weiter bekommen zu können, da sie ja quasi vom Schicksal schon bereits bedacht sind

Dieses Denken führt kurzfristig zu einer (sehr subjektiven) Kontrollüberzeugung und reduziert so die Angst. Aber langfristig wird sich der Betroffene nicht (mehr) genügend mit dem Thema Diabetes beschäftigen. "Laisser-aller, Laisser-faire,", "Kopf in den Sand stecken" ist hier sehr gefährlich!

Zwanghaftes Verhalten

Umgekehrt kann aber auch ein zwanghaftes Verhalten im Sinne einer übermäßigen oder gar ausschließlichen Beschäftigung mit dem Diabetes (Diabetes wird zum Thema Nr. 1 im Leben) für den Diabetiker problematisch werden. Kurzfristig würde das zwar wieder die Kontrolle über die Diabetes-Situation erhöhen und damit das Gefühlsleben verbessern, langfristig bedeutet aber diese übermäßige Beschäftigung eine Vernachlässigung mit den wirklichen Nr. 1-Themen. Daraus könnte eine Einschränkung der allgemeinen Lebensqualität resultieren, die evtl. in eine depressive Stimmung mündet.

Überreaktionen

Bekommen erhöhte BZ-Werte oder HbA1c-Werte eine unangemessen hohe Bedeutung, kann das "Schreck"-Emotionen mit ausgeprägten Angst- oder Panikreaktionen erzeugen. Eine sinnvolle Diabetes Therapie wird dann ebenfalls wieder erschwert.

Was kann man denn jetzt tun?

2.3.3. Ändern durch Verstehen: Das Wichtigste bei der Entstehung von Ängsten

Für die Entstehung von Ängsten spielen Vorstellungen, Meinungen und Bewertungen eine entscheidende Rolle. Der Ur-Mensch hatte nicht vor jedem Löwen Angst, sondern erst dann, nachdem er die Situation als eine augenblickliche Bedrohung bewertet hatte. Dieser Bewertungs-Vorgang erfolgte in Bruchteilen einer Sekunde, um dem Ur-Menschen die Chance zum "Fight or Flight" zu geben. Die Fähigkeit zu einer blitzschnellen Situationsbewertung konnten die Menschen glücklicherweise während der Evolution beibehalten. Besonders in der heutigen Zeit ist sie hilfreich und ermöglicht adäquates Verhalten, um die komplexe Umwelt zu bewältigen. Im Gehirn löst das Bewerten blitzschnell biochemische Prozesse aus, die das Gefühl "Angst" spürbar werden lassen und durch Stresshormone die physiologischen Stress-Reaktionen aktivieren. Die Bewertungen selbst erreichen durch ihr hohes Tempo jedoch nicht unbedingt unser "Bewusstsein", werden also nicht "spürbar". Logischerweise sind sie aber immer vorhanden, da ansonsten der Ur-Mensch viel zu häufig Angst gehabt hätte und ihm dann vor lauter Fliehen und Kämpfen keine Zeit zur Nahrungsaufnahme oder zur Fortpflanzung geblieben wäre.

"Spürbar", weil intensiv und länger andauernd, sind die Angst-Gefühle. Sie direkt zu ändern wäre wünschenswert, aber leider ist das nicht möglich. Ein "Umweg" über die Gedanken ist notwendig, weshalb diese auch hier eine besondere Beachtung finden sollen.

Vorstellungen, Meinungen und Bewertungen eines Diabetikers über seine persönliche Situation spielen also eine entscheidende Rolle in dem Angst-Entstehungs-Prozess.

2.3.4. Katastrophenphantasien oder Adäquate Sorgen vs. Inadäquater Ängste

Das Gefühl Angst kann bzgl. einer konkreten Situation durchaus angemessen sein. Aber wirklich nur dann, wenn die Situation als solche tatsächlich auch höchst bedrohlich ist! In vielen Fällen addieren sich jedoch (von uns zunächst oft unbemerkt) zu den realistischen Situationseinschätzungen noch weitere, dann aber nicht mehr adäquate, sondern katastrophisierende (alles schwarz sehende) Gedanken hinzu.

Die Folge sind dann statt angemessene (und im Sinne einer "vernünftigen" Diabetes-Therapie sogar nützliche) Sorgen gesteigerte und lebensqualitätseinschränkende Ängste, die darüber hinaus durch den ausgelösten Stress eine sinnvolle Therapie behindern.

2.3.5. Angst als gelerntes, "kognitiv-automatisiertes Verhalten"

Werden Katastrophenphantasien über lange Jahre immer wieder gedacht, kann ein Lerneffekt eintreten, der diese Gedanken quasi automatisiert (genauso, wie sich Handlungsabläufe automatisieren; oder wissen Sie spontan, wo in Ihrem Auto der Rückwärtsgang ist?). Der Eindruck vieler Menschen "*Ich habe Angst und sie ist von einer Situation ausgelöst, aber ich habe dabei doch nicht gedacht*" gibt möglicherweise einen deutlichen Hinweis, dass da jemand schon sehr viel Übung mit seinem Katastrophendenken hat. Je länger ein Gedanke geübt wird, umso mehr wird sich dieser automatisieren. Hieraus kann eine Überzeugung oder gar eine Lebensphilosophie entstehen: "*XY ist aber doch so!*".

Zur Befindlichkeitsbesserung ist ein Um-Denken hilfreich und notwendig. Die Schwierigkeit der (psychologischen) Einstellungsänderung hängt von der "Übungs-Dauer" eines Menschen ab, die er mit seinen katastrophisierenden Gedanken hat und nicht so sehr von dem Ausmaß der "objektiven" Bedrohung.

2.3.6. Einige Vorschläge zur Angstreduktion und Angstkontrolle

Angst aushalten? - Nichts dauert ewig!

Einfach aushalten, was nicht auszuhalten ist? Tatsächlich lässt sich "Angst aushalten", weil Stress und Emotionen "mit der Zeit vergehen". Aus Gründen der Energieeinsparung produziert der Organismus die Stresshormone pro Situation nur für eine sehr begrenzte Zeit. Durch Abwarten reduzieren sich also Hormone und Stress. Damit vergeht die Angst, so wie jedes andere Gefühl auch mit der Zeit vergeht - das Glück, die Freude, die Liebe.

Entspannungstechniken

Bei Hochängstlichen ist das "Fassen eines klaren Gedankens" aufgrund der Ausschüttung von Stresshormonen unmöglich. Aber trotz "Brett vor dem Kopf" ist Handeln noch möglich: Angst erzeugt immer auch physiologische Reaktionen, wie Erregung und Anspannung. Es erscheint sinnvoll, zunächst diese körperliche Anspannung mit Hilfe von Entspannungstechniken (**P**rogressive **M**uskel-**R**elaxation oder **A**utogenes **T**raining) zu reduzieren.

▶ Progressive Muskel-Relaxation - PMR

Mit dem PMR lassen sich die durch die Stresshormone bereits vorhandenen Energien vortrefflich nutzen: die Muskel-Arbeit verringert die körperliche Stressreaktion und erzeugt eine natürliche Ermüdung, wodurch eine beruhigende Wirkung erzielt wird. Darüberhinaus bemerkt der Diabetiker, dass er seinen Körper selbst beeinflussen kann und gewinnt damit die Kontrolle wieder zurück. So erreicht er wieder einer größere Sicherheit, was zusätzlich angstreduzierend wirkt.

Die Entspannung lässt sich noch weiter fortsetzen:

▶ Autogenes Training - AT

Bei dem (jetzt) weniger ängstlichen Diabetiker ist das AT sinnvoll einzusetzen: die Konzentration auf die Formeln ("*ich bin vollkommen ruhig und gelassen...etc....*") wird die Spannung weiter reduzieren. Zudem beginnt mit dieser "kognitiven Ablenkung" auch eine kognitive Umstrukturierung.

Aber: Neues Handeln ist in Stress-Situationen kaum möglich! Daher müssen PMR und AT unbedingt regelmäßig (Selbst-Disziplin!) geübt werden, um in einer akuten Angst-Situation quasi automatisch abgerufen werden zu können.

Kognitive Umstrukturierungen - anders Denken

Das Wissen über die Wichtigkeit der Gedanken für die Entstehung von Gefühlen ist lange bekannt. Bereits Epiktetos (1. Jh.) machte die Entdeckung: "*Nicht die Dinge selbst beunruhigen die Menschen, sondern ihre Meinungen und Urteile über die Dinge*".

Also versuchen wir anders zu denken, denn nicht immer ist ein Glas nur halb leer...

Hierbei lassen sich mehrere Strategien sinnvoll anwenden:

Prüfung der Realität

Ein Diabetiker sollte genau die Realität bzgl. der Folgeerkrankungen betrachten. Das Gehirn selbst kann die Realität eines Gedankens nicht mehr überprüfen. Vermischen sich also in den Gedanken Realität und Fiktion (wie beim Alptraum) entstehen Gefühle, als ob ein veränderter Status bereits eingetreten wäre. Möglicherweise werden aber für diesen einen Diabetiker bestimmte Folgeerkrankungen tatsächlich nie auftreten. Er hätte sich quasi "umsonst" Angst gemacht. Deshalb Realität und Phantasien deutlich trennen!

> Tip: Auf die Verwendung von Konjunktiv und Indikativ in der Sprache achten!

Prüfung der Logik

Die Gedanken sollten auch logisch sein. Wir Menschen haben aber offenbar eine ursprüngliche Tendenz zum eher irrationalen und unvernünftigen Denken. Ein Diabetiker sollte sich deshalb unbedingt klar machen, dass die theoretische Möglichkeit einer Folgeerkrankung nicht zwangsläufig bedeuten muss, dass er jede Erkrankung bekommen muss!

> Tip: Auf "muss"-Gedanken oder -Äußerungen achten!

Warum-Fragen

Viele Menschen hadern mit dem Schicksal, wenn sie erkrankt sind und stellen sich viele "Warum"-Fragen:

- Warum ich?
- Warum gerade dies?
- Warum jetzt das? usw.

Wenn auf diese Fragen keine zufriedenstellenden Antworten zu finden sind, führt dies zu Kontrollverlusten und Ängsten. Hilfreich ist eine kleine Ergänzung der Fragen mit dem Wort "nicht":

- Warum ich eigentlich *nicht*?
- Warum gerade dies *nicht*?
- Warum das *nicht*?

> Tip: "warum"- und "wieso"-Äußerungen beachten!

Kontroll-Überzeugung

Menschen mit magischem Denken, die "höhere Mächte" für Situationen und Ereignisse wie z.B. Folgeerkrankungen verantwortlich machen, reduzieren ihre Kontroll-Überzeugung und vergrößern damit ihre Angst. Die innere Überzeugung, Kontrollen oder Vorhersagemöglichkeiten zu haben oder erwerben zu können, vermindert hingegen die Angst.

> Tip: Auf "da kann man nichts machen"-Gedanken achten und ändern!

Katastrophendenken

Bewertet jemand ein Ereignis als eine Katastrophe, dann ist das auch emotional für ihn so, nämlich extrem Angst-machend. Der Begriff "Katastrophe" beinhaltet implizit eine 100 %-Annahme, als ob keine Steigerung mehr möglich wäre. Diese Annahme ist aber eher unwahrscheinlich, da tatsächlich jedes Ungemach immer noch steigerbar ist. Der Gedanke, "es könnte schlimmer kommen", ist meist eher zutreffend. Eine angemessenere Bewertung (z.B. unschön, unangenehm, unerfreulich) reduziert die ursprüngliche Angst.

> Tip: Bewertungen wie "schrecklich, furchtbar, schlimm, katastrophal" beachten!

Philosophische Betrachtung der Situation

Viele Leute definieren sich in ihrem Wert als Mensch durch ihre Fähigkeiten, Funktionen oder Leistungen. Aber selbst wenn alle Folgeerkrankungen eintreten werden, die eintreten können oder bereits eingetreten ist, was auch immer nur eintreten konnte, bedeutet dies keine Reduktion im "Wert" eines Menschen. Der Wert eines Menschen definiert sich nicht durch Leistungen, Fähigkeiten oder Funktionen, sondern durch das "Sein" an sich.

Pragmatische Betrachtung und Handlungspläne

Bei dieser Strategie nimmt man an, der "schlimmste Fall" könnte tatsächlich eintreten. Darauf basierend werden konkrete Handlungspläne entwickelt. Hierdurch lassen sich Ideen der Hilflosigkeit und des Kontrollverlustes vermeiden und Ängste reduzieren:

- Was würde es denn für mich bedeuten, wenn XY tatsächlich passiert?
- Was könnte ich machen, wenn XY passiert ist?
- Welche Schritte könnte ich einleiten und tun, wenn XY passiert ist?
- Welchen allerersten, kleinen möglichen Schritt könnte ich dann tun?
- Was könnte dann der zweite, dann die nächsten Schritte sein?
- Ich verabrede hier und heute mit mir, wenn XY eintritt, dann werde ich mindestens diesen ersten und zweiten Schritt wirklich tun

Reden

Einfach über die Angst reden? Tatsächlich hilft es, über seine Angst zu reden. Schon Hippokrates formulierte den Vorschlag: "*Wofür man Worte hat, darüber ist man schon hinweg*". Diese "Technik" wird bereits überall da (vielleicht unbemerkt) angewendet, wo Menschen miteinander reden, z.B. in Gesprächen mit Freunden, in der Familie, in der Selbsthilfegruppe, beim Arzt, in der Beratungsstelle, bei der Telefonseelsorge usw.

> Reden erleichtert sehr, sollte aber trotzdem nicht mit einer Therapie verwechselt werden.

Sozialer Abwärtsvergleich

Diese Möglichkeit wird von vielen Menschen oft (unbewusst) angewendet. Wir vergleichen häufig, was andere können oder haben, mit dem, was man selbst nicht kann oder nicht hat. Dabei erzeugen Aufwärtsvergleiche (andere haben mehr, sind besser, sind gesünder) ungute Gefühle wie Ärger, Neid, Angst. Abwärtsvergleiche (andere sind auch krank, oder sogar noch viel kränker) führen hingegen zu Trost, Beruhigung, Zuversicht. Man kann beim Vergleichen andere als ein positives Modell betrachten und sich vornehmen: "*Was andere können, das schaffe ich auch*". Wichtig ist allerdings, sich Vergleiche zu erlauben, denn sonst macht man sich womöglich Vorwürfe und erzeugt sich Schuldgefühle!

Schulungen

Schulungen sollten unbedingt auch eine "Angstprophylaxe" beinhalten. Hierzu gehört die Vermittlung von Sachinformationen zum Thema Folgeerkrankungen. Ein aufgeklärter Diabetiker wird eher kontrolliert und sinnvoll handeln und denken können. "Angstmachen" zur "Motivationshilfe", indem man die Teilnehmer z.B. mit Fotos von diabetischen Füßen konfrontiert, sollte in der Schulung nach Möglichkeit vermieden werden. Hierdurch werden Katastrophengedanken und Ängste unnötigerweise erst induziert. Sinnvoll ist hingegen das Thema "Angst" als etwas Normales und Natürliches direkt anzusprechen. Der Schulende demonstriert damit als positives Modell, dass man über alles reden kann.

Zur "Angstprophylaxe" gehört auch die Vermittlung einer gelassenen Grundhaltung. Diese lässt sich erreichen, indem man die emotional höchst unterschiedlichen Folgen von "Wünschen" und "Forderungen" verdeutlicht. Ein nicht erfüllter Wunsch führt zu einem Gefühl der Enttäuschung. Eine nicht erfüllte Forderung hingegen wird extremere Gefühle, wie Ärger, Angst, Panik erzeugen. Da es realistischerweise für nichts eine 100 %ige Sicherheit und Garantie geben kann, besteht immer die Möglichkeit, dass trotz allen Bemühens doch Folgeerkrankungen entstehen. In Schulungen sollte dies berücksichtigt werden und realistische Perspektiven und Erwartungen vermittelt werden. Gute BZ-Werte und HbA1c-Werte sollten daher gewünscht und nicht gefordert werden.

Sind bereits Folgeerkrankungen diagnostiziert?

Ergänzend zu den obigen Strategien sollte hier diskutiert werden: Ein Katastrophisieren kann insbesondere bei einer bereits diagnostizierten Folgeerkrankung eintreten: Zum Beispiel wächst aus den ersten Anzeichen einer Retinopathie die Überzeugung, dass schon sehr bald eine völlige Erblindung eintreten muss. Die Diagnose wird also nicht mehr differenziert und für den momentanen Ist-Zustand betrachtet. Vielmehr wird gedanklich der mögliche Endpunkte der Erkrankung vorweggenommen und die Möglichkeit völlig unterschiedlicher Krankheitsverläufe und Schweregrade wird nicht bedacht. Diese Überzeugung ist nicht realistisch, erzeugt aber große Angst.

Wird die Diagnose denn besser oder ungeschehen, wenn ein Diabetiker sich zusätzlich Angst macht? Realistischerweise wird man diese Frage verneinen müssen. Gerade jetzt wäre "Akzeptanz" wichtig, was natürlich ein oft schwieriger und langer Prozess sein kann. Aber er ist sinnvoll, weil man nur die Dinge zu ändern versuchen sollte, die man wirklich (noch) ändern kann und hingegen die Dinge akzeptieren sollte, die man nicht (mehr) ändern kann und weil man so weise sein sollte, das eine von dem anderen zu unterscheiden. Das spart Energie! Katastrophisierungen und Ängste würden die Situation deutlich verschlimmern.

2.3.7. Angst und die Verwechslung mit anderen emotionalen Reaktionen

Das Gefühl Angst kann mit anderen Gefühlen verwechselt werden. Dies ist möglich, wenn Menschen bzgl. Gefühle etwas weniger differenziert sind. Aber auch Diabetiker können die Gefühle "mischen", insbesondere wenn bereits Folgeerkrankungen (diabetischer Fuß, Erektionsstörungen, Neuropathie, Retinopathie, Nephropathie etc.) diagnostiziert wurden. Hier mischen sich unter Umständen Ängste mit Problemen der Krankheitsbewältigung bei diesen bereits vorhandenen Folgeerkrankungen. Jede neue Diagnose oder jedes neue Thema erzeugt Probleme und Emotionen und benötigt wieder eine Bewältigung. Beispiele:

Die Einschränkung einer Körperfunktion bedeutet Abschied und Trauer. Ein Vergleich mit anderen, noch "gesunden" Diabetikern erzeugt Neid und Hass. (Selbst-)Vorwürfe wegen irgendwelcher möglichen Versäumnisse in der Vergangenheit machen Schuldgefühle. Vielleicht wird auch die Partnerschaft in Frage gestellt, oder es entstehen Gedanken über weitere Kontrollverluste, oder Schmerzen, Abhängigkeiten, Pflegebedürftigkeiten usw.

Aus dieser Sammlung von Einschätzungen, Meinungen, Ideen und Phantasien resultiert eine Vielzahl an möglichen Gefühlen, wie Trauer, Ärger, Wut, Neid, depressive Stimmungen, Resignation, Hoffnungslosigkeit, Hilflosigkeit, Schuldgefühle etc.

Durch die mit der Stimmungsverschlechterung parallel auftretenden physiologischen Reaktionen besteht eine Verwechslungsmöglichkeit mit Angst oder werden darunter subsumiert. Wird ein Gefühl aber erst einmal als Angst attribuiert, erzeugt das erst recht Angst (☞ "Angst vor der Angst"). Diese möglichen weiteren Themen und Gefühle bzgl. der Folgeerkrankungen sollten daher unbedingt differenziert von der Angst betrachtet werden. Hilfreich ist hierzu die genaue Kenntnis der konkreten Kognitionen, Assoziationen und Emotionen des Diabetikers bzgl. dieser weiteren Themen.

2.3.8. Fazit

Möglichkeiten zur Angstreduktion gibt es. Daher sollte das Thema "Angst und Angst-Kontrolle" in der Diabetestherapie einen ausreichenden Platz eingeräumt bekommen. Der Diabetiker erhält damit mehr Lebensqualität und kann darüber hinaus als ein relativ gelassener Mensch genügend Motivation und Möglichkeiten zu einer "guten" Diabetes-Therapie mitbringen bzw. entwickeln.

Parallel zu einer Diabetes-Therapie kann es daher sinnvoll sein, beim Thema "Angst" evtl. auch eine stützende Psychotherapie einzuleiten.

2.3.9. Literatur

1. Doris Wolf, Ängste verstehen und überwinden; PAL-Verlag, Mannheim

2. Albert Ellis (Insulinpflichtiger Diabetiker!), Training der Gefühle; MVG-Verlag, Landsberg

2.4. Verhaltensänderung bei Adipositas

2.4.1. Motivationsförderung

Technisch betrachtet ist es relativ einfach, Gewicht abzunehmen. Die Betroffenen müssen lediglich eine negative Energiebilanz herbeiführen, indem sie weniger Energie zuführen als sie verbrauchen. So einfach dieses Ziel formuliert werden kann, so schwer ist es zu erreichen, weil es hierfür bei der Omnipräsenz von Nahrungs- und Genussmitteln einer starken Motivation des Patienten bedarf. Die Aufgabe des Therapeuten ist es daher, zunächst einmal die notwendige Motivation zu schaffen, bevor an eine Verhaltensänderung gedacht werden kann.

Doch auch dieses therapeutische Ziel ist einfacher *formulier*bar als *erreich*bar, denn Motivation kann man nicht erzeugen. Man muss es auch nicht, weil Menschen stets motiviert sind, allerdings nicht immer zu einem Verhalten, das sozial erwünscht bzw. langfristig vorteilhaft für sie ist. Vielmehr sind kurzfristig positiv erlebte Zustände stärker verhaltenswirksam als langfristig positive. Bei der Motivationsförderung kommt es deshalb darauf an, beim Patienten bereits vorhandene positiv besetzte Zustände (z.B. Gesundheit, Lebensqualität, Selbstwertgefühl, soziale Anerkennung) ins Bewusstsein zu rücken und den langfristigen Nutzen eines niedrigeren Körpergewichts imaginativ zu antizipieren, so dass die Entscheidung bei Konflikten mit anderen Motiven (z.B. nach sofortigem Genuss) zugunsten der langfristig positiven Alternativen ausfällt. Die Motivationsförderung ist folglich keine Motivierung, sondern ein Überdenken bisheriger Entscheidungen und Neubewerten von Alternativen.

2.4.2. Beziehungsaufbau

Dicke Menschen werden sozial diskriminiert und berichten oft, dass sie sich auch von ihren Ärzten nicht verstanden fühlen oder von ihnen sogar herablassend behandelt würden. Adipositas gilt vielfach nicht als Krankheit, sondern als selbst verschuldetes Leiden. Beabsichtigt oder nicht erleben die Betroffenen - trotz neuer Erkenntnisse über genetische Einflüsse in der Entstehung von Adipositas - eine Vorwurfshaltung ihnen gegenüber, willensschwach und unbeherrscht zu sein. Das Verhältnis zwischen Arzt und Patient wird zusätzlich durch die Neigung von Adipösen zum *underreporting* belastet. Viele geben deutlich weniger Nahrungsmenge an, als sie tatsächlich verzehren, was Außenstehenden als Unehrlichkeit oder Täuschungsversuch erscheint.

Es hat nur derjenige Einfluss auf andere Menschen, der eine gute Beziehung zu ihnen hat. Die für eine erfolgreiche Adipositastherapie notwendige therapeutische Beziehung zum Patienten muss zunächst hergestellt werden. Hierzu gehört zu verstehen und zu akzeptieren, dass hinter dem *underreporting* keine bewusste Täuschungsabsicht der Patienten steckt, sondern der Wunsch, als Person akzeptiert und wertgeschätzt zu werden.

Es sollte daher vermieden werden
- über die Nahrungsmenge zu diskutieren
- die Glaubwürdigkeit des Patienten in Frage zu stellen oder
- ihn gar der Lüge zu überführen

selbst dann, wenn die Patientenangaben unglaubwürdig sind.

Wenn sich die Patienten als Person angenommen fühlen und den Eindruck haben, dass sie mit ihren Fehlern und Schwächen akzeptiert und wertgeschätzt werden, entfällt die Notwendigkeit, eine sozial erwünschte Fassade aufrecht zu erhalten. Sie räumen dann oft von sich aus das wahre Ausmaß ihres Essverhaltens ein. Der Beziehungsaufbau benötigt allerdings einige Zeit. Geduld und Ausdauer sind daher gefragt, schnelle Erfolge sind nicht zu erwarten.

Essen wird von vielen Adipösen sehr positiv erlebt. Die Veränderung des Essverhaltens fällt ihnen daher schwer. Sie befinden sich in einem Annäherungs-Annäherungs-Konflikt. Einerseits möchten sie gerne genussvoll essen, andererseits aber abnehmen, gesünder leben und besser aussehen. Auch dann, wenn der Patient beteuert, er wolle unbedingt abnehmen, ist die gegenläufige Tendenz ebenso präsent. In ihrem Bemühen um eine gute Beziehung zum Arzt verhalten sich manche Adipöse jedoch überangepasst. Sie äußern den starken Wunsch, Abnehmen zu wollen, weil sie annehmen, dass sie hierfür Anerkennung bekommen, und verleugnen ihr Verlangen nach Essen. In diesen Fällen ist es angebracht, eine komplementäre, skeptische Position einzunehmen und dem Patient damit zu signalisieren, dass er auch dann wertgeschätzt und unterstützt wird, wenn er seine sozial unerwünschten Tendenzen zeigt.

2.4.3. Realistische Zieldefinition

Viele Übergewichtige wünschen eine schnelle Gewichtsreduktion bis zum Normalbereich. Sie hoffen, dass damit automatisch auch andere Lebensprobleme gelöst werden, was dem von den Medien verbreiteten Schönheits- und Gesundheitsideal entspricht. Dort wird vermittelt, dass mit einem schlanken Äußeren beispielsweise Beziehungsschwierigkeiten automatisch verschwinden. Beide Erwartungen sind unrealistisch. Zu anspruchsvolle Zielsetzungen bezüglich des zu erreichenden Körpergewichts programmieren das Scheitern der Therapie, weil die Ergebnisse stets hinter den Erwartungen zurück bleiben. Physiologische Mechanismen begrenzen das Potenzial zur Gewichtsabnahme, so dass Normalgewicht in vielen Fällen nicht erreicht werden kann. Dies ist auch nicht notwendig, denn schon mit einer mäßigen Gewichtsreduktion um 5-10 kg verbessert sich das gesundheitliche Risiko entscheidend (Lauterbach et al. 1998, 38).

Es muss bereits als Erfolg gewertet werden, wenn das Körpergewicht konstant gehalten werden kann, weil in Ländern mit Nahrungsmittelüberschuss die Gewichtszunahme dem natürlichen Verlauf entspricht. Unrealistische Erwartungen der Patienten sind entsprechend zu korrigieren.

2.4.4. Ressourcenorientiertes Vorgehen

Wenn Adipöse um Hilfe bei der Gewichtsreduktion bitten, haben sie vielfach schon eine lange Geschichte gescheiterter Selbsthilfebemühungen hinter sich. Durch ihre Misserfolge sind sie demoralisiert. Es kommt daher zunächst darauf an, eine Erfolgserwartung aufzubauen und die Selbstwirksamkeitserwartung der Patienten wieder herzustellen. Allerdings gelingt dies kaum durch bloße therapeutische Ermunterungen (“*Sie werden das schon schaffen*”), weil diese in Widerspruch zu den Erfahrungen und dem Erleben der Patienten stehen. Eine Erfolgserwartung entsteht nur, wenn sie glaubwürdig vermittelt werden kann. Hierzu können die Patienten nach ihren eigenen erfolgreichen Versuchen in der Vergangenheit befragt werden:

- Gab es Zeiten, in denen sie ihr Gewichtsproblem erfolgreich beeinflusst haben?
- Was war in diesen Zeiten anders?
- Welche anderen Probleme wurden erfolgreich gemeistert?
- Wie haben die Patienten diese Erfolge erreicht?
- Weshalb soll sich bei der Veränderung der Ernährungsgewohnheiten kein Erfolg einstellen?
- Welche ihrer Stärken, die sie in anderen Lebensbereichen gezeigt haben, können sie nutzen, um auch dieses Problem zu bewältigen?

Solche Fragen stärken die Selbstwirksamkeitserwartung der Patienten und wirken der verbreiteten Demoralisierung glaubwürdig entgegen (DeShazer 1992; Weiss & Haertel-Weiss 1991).

2.4.5. Stadien der Verhaltensänderung

Prochaska, Norcross & DiClemente (1997) haben ein Stufenmodell der Verhaltensänderung vorgeschlagen und evaluiert. Sie unterscheiden zwischen den Stadien

- Vornachdenklichkeit
- Nachdenklichkeit
- Handlungsstadium
- Durchhaltestadium und
- Endstadium

Im Stadium der Vornachdenklichkeit beschäftigen sich die Betroffenen noch nicht mit einem Gedanken an eine Verhaltensänderung. Im Stadium der Nachdenklichkeit machen sie sich Gedanken über die Folgen ihrer Lebensweise, streben jedoch noch keine Veränderung an. Das Vorbereitungsstadium besteht aus der Suche nach Information und Hilfe, ohne dass bereits konkrete Verhaltensänderungen vorgenommen werden. Diese geschehen erst im Handlungsstadium. Im Durchhaltestadium gilt es, die erreichte Veränderung zu stabilisieren und einen Rückfall zu vermeiden. Von jedem Stadium aus ist auch ein Rückschritt in das vorhergehende möglich.

Therapeutische Interventionen sollen sich daran orientieren, in welchem Stadium der Veränderung sich der Patient gerade befindet. Der Versuch, einen Patienten zu Handlungen zu veranlassen, der sich erst im Stadium der Vornachdenklichkeit befindet, muss scheitern.

Die meiste Zeit verbringen die Patienten nicht im Handlungsstadium, sondern in den übrigen. Viele therapeutische Angebote für Adipöse bestehen jedoch leider ausschließlich aus Handlungsanweisungen. Sie vernachlässigen somit die Situation des Patienten. Mit wenigen Fragen kann man ermitteln, in welchem Veränderungsstadium der Patient gerade ist. Verneint er die Frage, ob er sich zur Zeit Gedanken darüber mache, dass etwas mit seinem Körpergewicht nicht in Ordnung sein könnte, befindet er sich im Stadium der Vornachdenklichkeit. Beantwortet er diese Frage mit ja, nicht jedoch die Frage, ob er gerade aktiv versuche, sein Körpergewicht zu reduzieren, befindet er sich im Stadium der Nachdenklichkeit.

Es sollte vermieden werden, den Therapieerfolg ausschließlich an der Gewichtsveränderung des Patienten zu messen. Vielmehr muss es als Erfolg gesehen werden, wenn der Patient von einem in das nächste Stadium gewechselt ist.

Die therapeutischen Interventionen müssen auf das Stadium zugeschnitten werden, in dem sich der Patient gerade befindet. Im Stadium der Vornachdenklichkeit bedeutet dies z.B., ihm Informationen über die Folgen seiner Lebensweise zu vermitteln, eine vertrauensvolle Beziehung zu ihm aufzubauen und ihn nicht zu einer Verhaltensänderung zu drängen. Im Vorbereitungsstadium kann er auf Therapie- und Unterstützungsangebote hingewiesen werden, während im Handlungsstadium Therapieangebote wie verhaltenstherapeutische Selbstkontrolltrainingsprogramme mit Methoden wie Selbstbeobachtung, Stimuluskontrolle und Selbstbelohnung eingesetzt werden können. Die größte Herausforderung stellt in der Regel das Durchhaltestadium dar, weil hier gegen die ständigen Versuchungen angekämpft werden muss, in die alten Gewohnheiten zurück zu fallen. Hier gilt es, Rückfälle zu enttabuisieren, sie als im Veränderungsprozess üblich zu begreifen, in ihnen eine Chance für therapeutische Fortschritte zu sehen und sie möglichst frühzeitig wieder aufzufangen. Statt von Rückfall sollte besser von "Ausrutscher" gesprochen werden.

2.4.6. Flexible statt rigider Kontrolle des Essverhaltens

Herkömmliche Diätpläne unterwerfen ihre Anwender einer rigiden Kontrolle des Essverhaltens. Es sollen täglich z.B. 1.500 kcal gegessen werden oder bestimmte Lebensmittel gelten als verboten, andere als erlaubt. Jede Abweichung vom Plan stellt bereits eine "Diätsünde" dar. Diese rigiden Regimes führen zu Therapieversagen, weil es in unserer Welt des Überflusses regelhaft zu Abweichungen kommt, die dann vom Patienten als Versagen erlebt werden und die für den Therapieerfolg wichtige Selbstwirksamkeitserwartung vermindern. Statt einer rigiden Kontrolle des Essverhaltens soll eine flexible stehen, die Abweichungen abhängig von bestimmten Situationen einplant und toleriert. Bei der flexiblen Kontrolle des Essverhaltens ist es verboten, sich Lebensmittel zu verbieten, weil Verbote Übertretungen provozieren (vgl. Pudel & Westenhöfer, 1998) und diese als persönliches Versagen gewertet werden. Gleichwohl handelt es sich um eine Kontrolle des Essverhaltens. Flexible Kontrolle heißt keineswegs, die bei Adipösen sehr verbreiteten Rechtfertigungen für Exzesse zu legitimieren.

2.4.7. Fragen statt Ratschläge

Es entspricht der Rollenerwartung an den Arzt, dass er mit seiner Fachkompetenz Problemlösungen anbietet, z.B. durch Verhaltensanweisungen, durch Eingriffe oder durch Medikamente. Dieses Verhalten ist jedoch bei Lebensstilveränderungen nicht zielführend, weil Verhaltensänderungen nicht vom Arzt, sondern vom Patienten selbst durchgeführt werden müssen. Mit Ausnahme von Magenverkleinerungsoperationen bei extremer Adipositas (BMI > 45 kg/m^2) und Versagen nichtinvasiver Therapie, sind die Möglichkeiten medizinischer Eingriffe auch gering. Früher eingesetzte Medikamente mussten wegen ihrer Nebenwirkungen wieder vom Markt genommen werden. Die Therapieerfolge mit den gegenwärtig zugelassenen Wirkstoffen Sibutramin und Orlistat sind wenig überzeugend. Vom Arzt ist bei der Initiierung von Verhaltensmodifikationen eine radikale Änderung seiner sonstigen Kommunikationsgewohnheiten gefordert. Anstatt auf den Appellcharakter von Patientenbotschaften einzugehen (Schulz von Thun, 1981), sollte er in einen sokratischen Dialog eintreten und dem Patienten Fragen stellen. Er sollte es vermeiden, dem Patienten Ratschläge zu erteilen, selbst dann, wenn er vom Patienten direkt oder indirekt dazu aufgefordert wird. Denn Ratschläge führen oftmals dazu, sie mit Gegenargumenten als unpraktikabel abzuwehren, die "Ja-aber-Falle". Die Patienten reagieren auf die in Ratschlägen implizit enthaltene Kritik und Kränkung des Selbstwerterlebens, unfähig zu sein, das Problem selbstständig zu lösen. Besonders groß ist die Gefahr eines unfruchtbaren Arzt-Patienten-Dialogs insbesondere dann, wenn der Patient Fragen stellt. Handelt es sich nicht um reine Informationsfragen (z.B. "*Wie viele BE hat ein Brötchen?*"), sondern um Aufforderungen, einen Lösungsvorschlag zu machen (z.B. "*Was soll ich tun?*"), sollten sie mit Gegenfragen beantwortet werden, die den Patienten zur Entwicklung eigener Lösungsstrategien ermuntern. Mit Gegenfragen kann man vermeiden, in die "Ja-aber"-Falle zu treten.

2.4.8. Alternativen und Entscheidungsmöglichkeiten

Wenn sich Menschen in ihrer Entscheidungsfreiheit beschnitten fühlen, reagieren sie mit Reaktanz. Sie tun genau das Gegenteil dessen, was von ihnen erwartet wird, um ihre Autonomie zu bewahren, auch dann, wenn sie sich durch ihr Verhalten selbst schädigen. Der gut gemeinte Rat "*Sie müssen abnehmen*" erzeugt diese Reaktanz, weil sich die Adressaten bevormundet und in ihrer Autonomie eingeschränkt fühlen.

- Formulierungen wie "Sie müssen" oder "Sie sollten", Verordnungen wie "Machen Sie diese Diät!" oder Drohungen "Wenn Sie nicht..." sind zu vermeiden
- Besser ist, dem Patienten Wahlmöglichkeiten zu eröffnen. Entscheidet er sich selbst für eine von mehreren Alternativen, erhöht dies seine Bereitschaft, sie auch anzustreben. Beispielsweise könnte man vorschlagen, erhöhte Blutzuckerwerte entweder durch eine Gewichtsabnahme oder durch Insulin zu reduzieren und die Konsequenzen beider Alternativen darstellen, die Entscheidung über den einzuschlagenden Weg jedoch dem Patienten zu überlassen

Darin drückt sich gleichzeitig ein verändertes Rollenverständnis zwischen Arzt und Patient aus. Man signalisiert dem Patienten damit, dass man ihn nicht mehr als unmündig betrachtet, sondern als selbstverantwortlich handelndes Individuum.

Eine weitere Möglichkeit, Reaktanz zu vermeiden ist Humor. Damit können Botschaften übermittelt werden, die rein sachlich gesagt bevormundend oder verletzend wirken. Während z.B. die einfache diagnostische Feststellung "Sie sind zu dick" oder "Sie haben Übergewicht" in der Regel verletzend erlebt wird, kann sie in der Form "*Für Ihr Gewicht sind Sie etwas zu klein*" akzeptiert werden, ohne die therapeutische Beziehung zu gefährden.

2.4.9. Psychologische und soziale Funktionen von Essen

Manche Adipöse berichten, dass Essen für sie die Funktion eines Suchtmittels einnimmt. Sie versuchen, damit unangenehme Gefühle zu beseitigen oder angenehme Gefühle noch zu steigern. Sie essen unabhängig von Hunger und Sättigung, um z.B. Ärger, Langeweile, Einsamkeit oder Enttäuschung hinunter zu schlucken. Eine Änderung ihres Essverhaltens fällt ihnen schwer, weil sie sich außer Stande fühlen, ihre Gefühle ohne Einnahme dieses Suchtmittels zu ertragen oder zu verändern. Analysiert man das Essverhalten der Patienten lediglich auf der Verhaltensebene, was bei reiner Ernährungsberatung und in herkömmlichen verhaltenstherapeutischen Selbstkontrollprogrammen gemacht wird, werden diese psychologischen Funktionen des Essens leicht übersehen. In diesen Fällen kann eine Verhaltensänderung scheitern oder zu einer Verlagerung auf andere, vielleicht noch schädlichere Suchtmittel führen.

Um die psychologische Funktion des Essverhaltens zu erfassen, ist eine genaue Anamnese und Verhaltensanalyse durchzuführen. Zu fragen ist, in welchen Situationen gegessen wird und in welchen nicht. Untersucht werden sollten die Beziehungen, in denen sich die Betroffenen befinden und welche Bedeutung Essen und Adipositas in diesen haben.

- Werden die Adipösen z.B. von wichtigen Bezugspersonen zum Essen genötigt?
- Werden Bemühungen des Patienten, sein Körpergewicht zu reduzieren, von anderen sabotiert?
- Stellt die Adipositas eine Form von Widerstand gegen soziale Erwartungen dar, mit denen sich der Adipöse konfrontiert sieht?
- Besteht ein sekundärer Störungsgewinn?
- Ist Essen ein Liebesersatz?

Gegebenenfalls kann ein Psychotherapeut oder Psychiater konsultiert werden um abzuklären, ob die Adipositas Ausdruck einer Depression, eines Borderline-Syndroms oder Folge eines sexuellen Missbrauchs in der Lebensgeschichte ist.

Auf der Basis dieser Analysen können Therapiestrategien entwickelt werden, die über eine reine Veränderung des Essverhaltens hinaus gehen. Beispielsweise kann durch ein Selbstsicherheitstraining erreicht werden, dass sich die Betroffenen sozial besser abgrenzen und gegen sozialen Druck zum Essen behaupten können. Durch Erlernen eines Entspannungsverfahrens können emotionale Spannungszustände bewältigt werden, die bisher mit Essen abgebaut wurden.

2.4.10. Iatrogene Ursachen vermeiden

Unterstützen können Ärzte ihre Patienten bei der Gewichtsreduktion, indem sie iatrogene Ursachen der Adipositas wie die Verordnung von Medikamenten mit adipogener Wirkung vermeiden oder minimieren. Wirth (1997, 111) gibt die in Tab. 2.3 aufgeführte Übersicht von Medikamenten, die Adipositas begünstigen können.

Substanz	Adipogene Wirkung		
	Stark	Mittel	Leicht
Antidepressiva	• Amitriptylin	• Imipramin, Trimipramin, Nortriptylin, Doxepin, Clomipramin, Opipramol, Mianserin	• Desipramin, Maprotilin, Tranylcypromin (MAO-Hemmer), Moclobemid (MAO-Hemmer)
Neuroleptika	• Thoridazin	• Triflupromazin, Perphenazin, Promethazin	• Promazin, Alimemazin, Haloperidol
Andere Psychopharmaka	• Lithium		
Hormone	• Insulin, Kortisol	• Testosteron	• Östrogene, Gestagene
Andere Pharmaka			• β-Blocker

Tab. 2.3: Medikamente, die Adipositas begünstigen können (Wirth, 1997, S. 111).

Sollte eine Medikation unvermeidlich sein, kann die übergewichtsfördernde Wirkung minimiert werden, indem ein Wirkstoff aus der Gruppe mit der geringsten adipogenen Wirkung ausgewählt wird.

2.4.11. Therapiesteuerung

Adipositas ist eine chronische Krankheit, die ebenso wie andere chronische Krankheiten eine chronische Therapie erfordert. Diese kann oftmals nicht allein vom Hausarzt geleistet werden. Vielmehr ist der Hausarzt als derjenige zu verstehen, der die Therapie im Sinne eines disease-managements steuert. Der besondere Vorzug des Hausarztes ist, dass er den Patienten über lange Zeiträume begleitet. Abhängig vom Stadium der Verhaltensänderung, in dem sich der Patient gerade befindet, kann er an andere Therapeuten wie Ernährungsberater, Bewegungstherapeuten oder Psychotherapeuten überweisen. Diese Angebote sind dann Erfolg versprechend, wenn der Patient ins Handlungsstadium gekommen ist, während sie im Stadium der (Vor-)Nachdenklichkeit und im Vorbereitungsstadium noch nicht indiziert sind. Leider gibt es auf diesem Markt jedoch auch viele Angebote mit zweifelhaftem Wert. Empfohlen werden können präventivmedizinische Programme von Volkshochschulen und Krankenkassen sowie stationäre Rehabilitationsmaßnahmen in Kliniken, die spezifische Angebote für Adipöse machen. Interaktive Internetangebote für Adipöse sind im Kommen:

www.lean-and-healthy.de
www.slimnet.de

Sie können den direkten therapeutischen Kontakt ergänzen, jedoch nicht ersetzen. Ganz besonders wichtig ist die Unterstützung des Hausarztes im Durchhaltestadium. Hier gilt es, die "Ausrutscher" zu besprechen und die Selbstwirksamkeitserwartung des Patienten wieder so weit zu stärken, dass er an seinen erfolgreichen Verhaltensänderungen anknüpfen kann. Sehr bewährt haben sich im Durchhaltestadium auch Selbsthilfegruppen. Für den Bereich der Adipositas sind diese leider selten. Häufiger gibt es kommerzielle Gruppentherapien z.B. von den Weight Watchers.

2.4.12. Literatur

1. DeShazer, S. (1992). Der Dreh. Überraschende Wendungen und Lösungen in der Kurzzeittherapie. Heidelberg: Carl-Auer-Systeme Verlag

2. Lauterbach, K.W., Westenhöfer, J., Wirth, A., Hauner, H. (1998) Evidenz-basierte Leitlinie zur Behandlung der Adipositas in Deutschland. Köln

3. Prochaska, J., Norcross, J. & DiClemente, C. (1997). Jetzt fange ich neu an. Das revolutionäre Sechs-Schritte-Programm für ein dauerhaft suchtfreies Leben. München: Droemersche Verlagsanstalt Th. Knaur Nachf.

4. Pudel, V. & Westenhöfer, J. (1998). Ernährungspsychologie. Eine Einführung. Göttingen: Hogrefe

5. Schulz von Thun, F. (1981). Miteinander reden 1. Störungen und Klärungen. Allgemeine Psychologie der Kommunikation. Reinbek: Rowohlt

6. Weiss, T. & Haertel-Weiss, G. (1991). Familientherapie ohne Familie. München: Piper

7. Wirth, A. (1997). Adipositas. Epidemiologie, Ätiologie, Folgekrankheiten, Therapie. Berlin: Springer

2.5. Bewegungstraining bei Diabetes - Motivation zur Bewegung, Spiel und Sport

> "Nicht der Blutzuckerspiegel oder die Bauchspeicheldrüse, nicht der Rücken oder der Bizeps, sondern *der gesamte Mensch* soll im Mittelpunkt der Bemühungen stehen."

Wenn man - wo auch immer in der Therapiestraße man als TherapeutIn stehen mag - dieses Zitat ernst nimmt, wird man immer bemüht sein müssen, das reine Lehrbuchwissen zu Gunsten pragmatischer und anwendbarer Maßnahmen der Therapie zu vernachlässigen. Andererseits ist es grundsätzliche Pflicht jedes Therapeuten, die Grundlagen seines Fachgebietes so zur Anwendung zu bringen, dass eine Schädigung des Patienten ausgeschlossen werden kann ("*Nihil nocere*"!).

Pragmatismus in der Behandlung von Diabetikern würde in diesem Verständnis sicherlich auch erforderlich machen, dass die VertreterInnen der verschiedenen Disziplinen eng zusammen arbeiten und einen guten Informationsaustausch pflegen, wie dies beispielsweise in der Arbeit mit Herzpatienten heute weit verbreitet ist.

Körperliche Aktivität, Bewegung, Spiel und Sport haben in der heutigen Zeit einen Stellenwert erlangt, der jenen Menschen, für die Sport ausschließlich bei Chips, Cola oder Bier auf dem Sofa sitzend stattfindet (aber ganz sicher auch vielen aktiven Sportlern) kaum in seiner vollen Tragweite bewusst ist. Vielleicht kann es in der Patientenberatung hilfreich sein, etwas weiter auszuholen und den einen oder anderen der folgenden Gedanken als Argumentationshilfe für eine aktivere Lebensgestaltung der Patienten einzusetzen.

In unserer Gesellschaft, die sich von der Industrie- zur Medien- bzw. Informationsgesellschaft gewandelt hat, werden uns die einfachsten körperlichen Aktivitäten durch Maschinen bzw. automatisierte Verfahren abgenommen. Den meisten unserer Mitmenschen fehlen oftmals jegliche körperlichen Beanspruchungen. Problematisch daran ist allerdings die Tatsache, dass wir als Bewegungswesen angelegt sind. Alle unsere körperlichen Funktionen sind auf Aktivität und Bewegung ausgerichtet. Und getreu dem Zitat, das diesem Kapitel vorangestellt wurde, ist auch der Bereich der Psyche in hohem Maße von unseren motorischen Aktivitäten abhängig.

In der Tat ist es so, dass die quasi "lebensnotwendige" körperliche Bewegung heutzutage oft nur noch durch Spiel und Sport vollzogen werden kann. Dadurch, dass bei Bewegung, Spiel und Sport - sofern vernünftig betrieben und kompetent angewandt - meist Freude, Spaß und Wohlbefinden entstehen, hat dieser "Vollzug" keinerlei drohenden Charakter sondern bietet großartige Chancen in der Prävention, Therapie und Rehabilitation sehr vieler Krankheitsbilder.

> "Spaß und Freude sind die stärksten Antriebsfedern, um eine Sache dauerhaft zu betreiben. Das gilt auch für Sport und körperliche Aktivität."

Welche Möglichkeiten gibt es, Diabetikern die Einsichten, Kenntnisse, Fähigkeiten und Fertigkeiten zu vermitteln, die den Sport oder die körperliche Aktivitäten als die Krankheit bekämpfende Therapie erkennen lassen?

Hier sollte man vom Patientengespräch nicht allzu viel erwarten: Bewegung, Spiel (und vielleicht auch Sport) als Therapie können nicht mit Worten vermittelt werden. Durch ein aufklärendes und informierendes Patientengespräch wird man möglicherweise eine gewisse Grundbereitschaft vermitteln können, die "süße Pille Sport" als Therapeutikum in Erwägung zu ziehen. Die Wirksamkeit einer Sport- oder Bewegungstherapie kann aber erst - wie das bei pharmazeutischen Präparaten auch nicht anders ist - nach einigen "Gaben" festgestellt und erst dann als wirksam erkannt werden.

Sekundärmotivation

Dabei wird es andererseits trotzdem unerlässlich sein, den Patienten den physiologischen Wert der gezielten Bewegung vorab darzustellen. Denn es muss als unabänderlich hingenommen werden, dass die meisten Erwachsenen und älteren deutschen Menschen primär über die Vernunft zu motivieren sind, gesundheitsorientierte Verhaltensweisen anzunehmen (Sekundärmotivation).

Primärmotivation

Erst wenn sie durch eigenes Erleben - zunächst unabhängig von den tatsächlichen Veränderungen ihrer physiologischen Werte - entdecken konnten, dass sie durch ihre körperliche Aktivität Spaß erlebt und sich Freude bereitet haben, werden sie bereit sein, die "Medikation Bewegung" weiterhin und auch dauerhaft "einzunehmen" (Primärmotivation).

Diesen Wandel von einer fremdgesteuerten hin zu einer intrinsischen Motivation zum Sport gilt es anzustreben.

Derartige Veränderungen in der Einstellung und im Anschluss daran auch im Verhalten von Menschen sind nur in seltenen Fällen durch reine Information zu erreichen. Demzufolge müssen auch diese Prozesse, ganz ähnlich wie es in der Pädagogik seit Jahren gefordert und praktiziert wird, handlungsorientiert verlaufen.

Ein Diabetespatient, der auf Grund seines Übergewichtes und der daraus resultierenden "motorischen Abstinenz" eine grundsätzlich ablehnende Haltung zu Sport und körperlicher Aktivität hat, wird auf Grund eines ärztlichen Appells nur widerwillig ein Bewegungsprogramm aufnehmen. Der Widerwille wird dann langen Bestand haben und über Kurz oder Lang zum Abbruch des Programms führen, wenn allein der Verstand ("*... der Arzt hat gesagt, dass es mir gut tut...*") Triebfeder zur Teilnahme ist. Wenn dieser Patient jedoch innerhalb dieses Programmes durch unterschiedlichste Prozesse solche Erfahrungen macht, die ihn seinen adipösen Körper nicht mehr als behindernd erfahren lassen, ist eine große Hemmschwelle bereits beseitigt. Erfährt er dabei sogar noch positive Erlebnisse wie Spaß und Freude in und durch Bewegung, ist ein wichtiger Schritt hin zu gesundheitsbewusstem Verhalten bereits gemacht.

Doch weitere Schritte müssen folgen und können dann die Motivation zum Sport oder zur körperlichen Aktivität weiter verbessern: Im Verlauf eines gezielten Bewegungsprogrammes werden sich schrittweise zunächst Bewegungsabläufe, die bereits im Alltag ein Problem darstellten (z.B. Schuhe zubinden), wieder leichter durchführen lassen, anschließend wird sogar messbar sein, welche wohltuenden Veränderungen die Bewegung erreichen kann. Die hierbei angesprochene Gewichtsreduktion ist zwar meist nicht allein durch ein regelmäßiges Training erreichbar, aber in Kombination mit einem insgesamt aktiveren Alltag und ggf. durch eine begleitende Ernährungsumstellung wird das Körpergewicht reduziert.

Gleichwohl darf in diesem Zusammenhang nicht verschwiegen werden, dass es in hohem Maße auf die Qualität des verabreichten Medikamentes "Bewegung" ankommt. Risiken und Nebenwirkungen von körperlichen Aktivitäten sind in gleichem Maße zu beachten, wie dies auch in der Pharmazie erforderlich ist. Analog zu dem in diesem Zusammenhang gesetzlich oft zitiertem Spruch, muss hier zwar kein Apotheker oder Arzt, wohl aber ein kompetenter Sporttherapeut in Kooperation mit dem behandelnden Arzt "befragt" werden.

Eine Grundvoraussetzung für den erfolgreichen Einsatz von Bewegung und Sport als Therapeutikum ist also die richtige Dosierung. Da in den meisten Fällen den Patienten das entsprechende Körperbewusstsein fehlt, wäre es fatal, die Dosierung der körperlichen Aktivitäten ihnen allein zu überlassen. Dies könnte möglicherweise das spätere Ziel einer Bewegungs- oder Sporttherapie sein, jedoch müssen die - im wahrsten Sinne - ersten Schritte unter fachkundiger Anleitung gemacht werden.

Jede(r) verantwortungsbewusste Ärztin (Arzt) wird sich daher immer die Mitarbeit eines für den Sport mit Diabetikern speziell ausgebildeten Sporttherapeuten sichern. Dies garantiert, dass die Auswahl der Inhalte des Bewegungsprogrammes kompetent und mit minimalisiertem Risiko für die Patienten geschieht.

Folgende Kontaktadressen können helfen, SporttherapeutInnen oder ÜbungsleiterInnen mit entsprechender Zusatzausbildung zu finden:

Deutscher Verband für Gesundheitssport und Sporttherapie (DVGS e.V.)
Vogelsanger Weg 48
50354 Hürth-Efferen
Tel.: 02233/65017
E-Mail: dvgs@dvgs.de

Behinderten-Sportverband Nordrhein-Westfalen e.V. (BSNW)
Fachverband für Rehabilitation durch Sport
Friedrich-Alfred-Str. 10
47055 Duisburg
Tel.: 0203/7174-153
E-Mail: ageist@bsnw.de

Es ist in der Diabetologie bekannt, dass insbesondere die Typ 2-Diabetiker nur äußerst schwer zu motivieren sind, eine grundlegende Veränderung ihres Verhalten einzugehen. Hier wird von Seiten der engagierten Ärzte sehr häufig beklagt, dass es fast unmöglich ist, dieser Patientengruppe zu vermitteln, dass Bewegungsprogramme eine Möglichkeit bieten, den Fortschritt der Krankheit zu bremsen und begleitende Beschwerden zu vermindern.

Welche Chancen haben nun Ärzte, den Patienten über die klassisch medizinischen Aufgaben hinaus, eine umfassende Betreuung anzubieten?

Eine Betreuung sollte im Angebot eines Gruppensportprogrammes mit mindestens einem Treffen pro Woche, besser aber zwei Bewegungsangeboten bestehen. Glücklicherweise gibt es in diesen Bereichen des Gesundheitssportes bereits einige gute Vorerfahrungen, so dass es sich anbietet, auf diese zurückzugreifen.

In Analogie zu den weithin bekannten Herzgruppen und einigen anderen, weniger bekannten Programmen, wäre folgende Schrittigkeit bei der Gründung von Diabetessportgruppen anzuraten, wobei die Chronologie nach regionalen/standortspezifischen Gegebenheiten variabel sein kann:

1.	Ärztliche Kollegen über das Vorhaben informieren, ggf. Öffentlichkeitsarbeit leisten
2.	Kontakte mit qualifizierten Anbietern von Gesundheitssport oder Sporttherapie herstellen (vgl. weiter oben) um alle organisatorischen Belange sicherzustellen
3.	Kompetente SporttherapeutInnen/ÜbungsleiterInnen gewinnen
4.	Patienten für die Zusammenstellung einer Trainingsgruppe gezielt auswählen und sie über die Planung der Gruppentherapie informieren
5.	Patienten auf ihre Sporttauglichkeit hin voruntersuchen (Kontraindikationen ausschließen, alle diabetesspezifischen Risiken im kompensierbaren Bereich feststellen)
6.	Vortreffen zur Information der Gruppe durchführen, welches neben den medizinischen, sporttherapeutischen und organisatorischen Informationen bereits erste praktische (und motivierende, spaßige) Inhalte vermittelt

Hinsichtlich der finanziellen Absicherung dieser Arbeit bietet es sich an, ebenfalls auf die Kompetenzen der oben angegebenen Institutionen zurückzugreifen. Dass neben der Finanzierung durch die Kostenträger im Gesundheitswesen ein finanzieller Beitrag der TeilnehmerInnen am Programm Standard sein muss, ergibt sich aus dem Finanzbedarf, aber auch aus dem Gedanken, dass Gesundheit in erster Linie Eigenleistung sein soll. Wenn der therapeutische Anteil am Sportprogramm durch die Kostenträger abgedeckt werden muss, so ist der Anteil an der Verbesserung der Lebensqualität sowie des sozialen Befinden zu einem Teil den Patienten abzuverlangen.

2.6. Hypoglykämie-Wahrnehmungstraining

2.6.1. Hypoglykämie-Probleme

Eine Hypoglykämie entsteht, wenn der Blutzuckerspiegel zu tief fällt, um die normalen Körperfunktionen aufrecht zu erhalten. Beim Typ 1-Diabetiker sind tiefe Blutzuckerwerte (unter 70 mg/dl) auf eine Überdosis an Insulin zurückzuführen, die in den meisten Fällen durch zu geringe

Kohlenhydrateinnahme oder zu starke körperliche Aktivität entsteht.

> Hypoglykämien werden in leichte und schwere Hypoglykämien unterteilt.
> - Eine leichte Hypoglykämie kann der Diabetiker selbst behandeln
> - Bei einer schweren Hypoglykämie ist der Diabetiker auf Fremdhilfe angewiesen, weil der Blutzuckergehalt in Hirn und ZNS zu gering ist, um richtig reagieren zu können
>
> Der Schweregrad einer Hypoglykämie ist von Person zu Person und von Mal zu Mal verschieden und kann nicht durch eine bestimmte Blutzuckerhöhe definiert werden.

Alle mit Insulin behandelten Diabetiker erleben ab und zu leichte Hypoglykämien. Schwere Hypoglykämien hingegen kommen seltener vor. Sie können den Diabetiker jedoch in gefährliche Situationen bringen (z.B. beim Autofahren oder bei der Arbeit an einer Maschine), aber auch soziale Kontakte und Partnerschaften beeinträchtigen. Doch auch sogenannte leichte Hypoglykämien können für den Diabetiker störend sein, wenn sie mit unangenehmen Symptomen verbunden sind, ihn zum Unterbrechen einer Tätigkeit zwingen oder in soziale Schwierigkeiten bringen. Es ist daher nicht verwunderlich, dass manche Diabetiker Angst vor Hypoglykämien und deren negativen Konsequenzen haben.

2.6.2. Angst vor Hypoglykämien

Manche Betroffene versuchen, jegliches Hypoglykämierisiko durch ständiges Hochhalten des Blutzuckers auszuschließen. Sie nehmen aus Angst vor Hypoglykämien eine schlechte Blutzuckereinstellung in Kauf.

Bei manchen Diabetikern führt die Hypoglykämie-Angst jedoch auch dazu, dass sie immer mehr Situationen vermeiden, in denen es ihnen unangenehm wäre, eine Hypoglykämie zu erleiden. Sie ziehen sich immer mehr in ihre vier Wände zurück.

Den Diabetiker für sein Verhalten zu tadeln oder eine Verhaltensänderung zu verlangen, bleibt verständlicherweise in den meisten Fällen erfolglos. Versuchen Sie, durch gezielte Fragen (☞ Tab. 2.4) die Angst Ihres Patienten möglichst genau zu verstehen.

Analysieren Sie mit ihm gemeinsam die Ursachen seiner Ängste und begleiten Sie ihn anhand der unten beschriebenen Schritte bei der Verbesserung der Blutzucker-Wahrnehmung.

Eine verbesserte Symptom-Wahrnehmung und ein umfassendes Wissen über jene Faktoren, die das Hypoglykämie-Risiko vergrößern, wird zu einer Reduktion der Angst führen.

Hypoglykämie-Angst
• Wie sehr fürchten Sie sich davor, eine schwere Hypoglykämie zu erleiden? • Was genau befürchten Sie? • Was denken Sie, wie gut Sie darauf vorbereitet sind, eine Hypoglykämie zu behandeln? • Was tun Sie, um in kritischen Situationen (Autofahren, wichtige Sitzung etc.) keine Hypoglykämie zu erleiden? (Situationen besprechen, in denen der Diabetiker seinen Blutzucker hoch hält oder die er vermeidet)
Falls der Diabetiker bereits eine traumatisierende Erfahrung gemacht hat:
• Wie beängstigend war die Episode für Sie? • Welche negativen Folgen hatte die Episode für Sie? • Haben Sie in Ihrer Diabetes-Behandlung Veränderungen vorgenommen, um eine erneute Episode zu vermeiden? Welche?

Tab. 2.4: Fragen zur Einschätzung der Hypoglykämie-Angst.

2.6.3. Hypoglykämie und soziales Umfeld

Negative Stimmungen, die durch Unterzuckerungen hervorgerufen werden, können zu Konflikten mit der Familie, Freunden oder Arbeitskollegen führen. Manche Diabetiker beschreiben, dass sie bei tiefem Blutzucker das Gefühl haben, alle seien gegen sie, obwohl dies objektiv gesehen gar nicht der Fall sei.

Es kann auch vorkommen, dass Partner oder Freunde den Diabetiker auf eine Hypoglykämie hinweisen, weil dieser selbst sie noch nicht bemerkt oder sie verdrängt hat. Da Diabetiker während einer Hypoglykämie oft auch aggressiv werden, kann dies zu Streit führen: Die Einnahme von Traubenzucker wird vehement verweigert oder der Partner wird mit unschönen Worten beschimpft, in einigen Fällen sogar körperlich angegriffen. Solche Probleme sollten von Angehörigen und Diabetiker bei normaler Blutzuckerhöhe gemeinsam besprochen werden. Wenn alle Beteiligten genau beobachten, was bei der Hilfe "schief läuft", lassen sich vielleicht Formen finden, auf die der Diabetiker ruhiger reagiert. Die Tauglichkeit neuer Formen muss wiederum während einer Hypoglykämie erprobt werden.

2.6.4. Verbesserung der Hypoglykämie-Wahrnehmung

Gonder-Frederick und Mitarbeiter haben anhand eines Modells gezeigt, dass bei der Entstehung einer schweren Hypoglykämie viele Faktoren eine Rolle spielen. In diesem Modell (☞ Tab. 2.5) werden verschiedene Stufen aufgezeigt, auf denen das Auftreten einer schweren Hypoglykämie verhindert werden kann. Zur Verbesserung der Hypoglykämie-Wahrnehmung können auf jeder Stufe bestimmte Maßnahmen ergriffen werden. Zusammen mit dem Patienten kann eine genaue Problemanalyse vorgenommen werden, damit dieser entscheiden kann, auf welcher Stufe er etwas verändern möchte.

Blutzucker-Wahrnehmung
Auftreten von Symptomen
↓
Wahrnehmen von Symptomen
↓
Richtige Interpretation von Symptomen
↓
Entschluss zur Behandlung
↓
Behandlung

Tab. 2.5: Stufen der Blutzucker-Wahrnehmung.

2.6.5. Auftreten von Hypoglykämie-Symptomen

Die wichtigste Voraussetzung für die Wahrnehmung von Symptomen ist, dass solche überhaupt auftreten. Es kann von Person zu Person, aber auch von Situation zu Situation sehr unterschiedlich sein, bei welcher Blutzuckerhöhe dies geschieht. Wir unterscheiden zwischen autonomen und neuroglykopenischen Symptomen. Die autonomen Symptome wie Zittern, Schwitzen, Nervosität und Herzklopfen werden durch die hormonale Gegenregulation bei tiefen Blutzuckerwerten hervorgerufen. Bei langer Diabetesdauer nimmt jedoch die epinephrine Reaktion auf tiefe Blutzuckerwerte ab - die autonomen Symptome werden schwächer oder verschwinden ganz. Faktoren, die die Abnahme von autonomen Symptomen begünstigen, sind in Tabelle 2.6 aufgeführt.

Abnahme von autonomen Symptomen
• gute, fast normoglykäme Blutzuckereinstellung
• intensivierte Insulintherapie
• autonome Neuropathie
• häufige tiefe Blutzuckerwerte (unter 70mg/dl)
• Alkoholkonsum

Tab. 2.6: Faktoren, die die Abnahme von autonomen Symptomen begünstigen.

Neuroglykopenische Symptome wie z.B. Konzentrationsprobleme, verlangsamtes Denken, Sehstörungen, Verwirrtheit oder Koordinationsschwierigkeiten kommen durch eine Unterversorgung des Gehirns zustande. Aufgrund des Zuckermangels im Gehirn ist der Diabetiker manchmal nicht mehr in der Lage, die Unterzuckerung zu erkennen und zu behandeln. Besonders typisch ist, dass eine begonnene Handlung nicht unterbrochen wird, dass Hilfe von außenstehenden Personen vehement abgewehrt wird oder dass der Diabetiker gleichgültig reagiert. Um neuroglykopenische Symptome zu erkennen, sollten sich Diabetiker folgende Fragen stellen:

- Strengt mich diese Arbeit mehr an als sonst?
- Erscheint mir diese Arbeit schwieriger als sonst?
- Führe ich diese Arbeit langsamer aus als sonst?
- Mache ich mehr Fehler?
- Fühle ich mich in meiner Arbeit insgesamt beeinträchtigt?

Zusätzlich zu den autonomen Symptomen und den Einschränkungen der mentalen und motorischen Fähigkeiten erleben gewisse Diabetiker im hypoglykämischen Zustand Stimmungsveränderungen. Diese reichen von Angst über Reizbarkeit bis hin zu Leichtsinnigkeit.

2.6.6. Symptome aufrechterhalten

Bei Diabetikern mit vielen Blutzuckerwerten unter 70 mg/dl werden Hypoglykämie-Symptome immer später ausgelöst. Zur Wiedererlangung der Symptome ist es deshalb notwendig, dass der Diabetiker tiefe Blutzuckerwerte vermeidet respektive sofort behandelt.

Es gibt vier Gründe, weshalb Blutzuckerwerte unter 70 mg/dl zu vermeiden sind:

- Häufige tiefe Blutzuckerwerte erhöhen das Risiko, eine schwere Hypoglykämie zu erleiden. In einer Studie von Cox und Mitarbeitern zeigten Diabetiker, bei denen mehr als 12 % aller Messungen unter 70mg/dl lagen, ein viermal höheres Risiko, eine schwere Hypoglykämie zu erleiden als Diabetiker mit unter 12 % tiefen Werten
- Tiefe Blutzuckerwerte führen zu wiederholten tiefen Werten. Während der ersten 24 Stunden nach einer Hypoglykämie besteht eine 50 %ige Wahrscheinlichkeit, erneut eine Hypoglykämie zu erleiden. Innerhalb der folgenden 24 Stunden sinkt diese Wahrscheinlichkeit auf 25 % und nimmt dann kontinuierlich weiter ab
- Wiederholte tiefe Blutzuckerwerte reduzieren die autonomen Symptome
- Nächtliche tiefe Werte können zu schweren Hypoglykämien führen. Da während des Schlafes keine Symptome wahrgenommen werden, kann der Blutzucker abfallen, bis der Diabetiker ins Coma fällt. Es ist deshalb ratsam, nächtlichen Hypoglykämien mit zusätzlichen Kohlenhydraten oder durch Insulinreduktion vorzubeugen

2.6.7. Wahrnehmen von Hypoglykämie-Symptomen

Wie bereits erwähnt, gibt es zahlreiche verschiedene Hypoglykämie-Symptome und es ist unmöglich, eine vollständige Liste zu erstellen. Eine Zusammenstellung der häufigsten Symptome ist in Tabelle 2.7 zu finden. Jeder Diabetiker hat seine individuellen Symptome, deshalb ist es für jeden einzelnen Patienten wichtig, seine wichtigsten Warnsymptome zu kennen.

Die meisten Diabetiker kennen ihre Warnsymptome. Trotzdem kann es vorkommen, dass die Symptome unter bestimmten Umständen nicht bemerkt werden. So werden Symptome bei Ablenkung oder Stress schlechter wahrgenommen. Ablenkung entsteht, wenn der Diabetiker herausgefordert oder auf eine bestimmte Situation konzentriert ist. Manchmal wird die Aufmerksamkeit auch aktiv vermieden, weil der Diabetiker eine bestimmte Aktivität nicht unterbrechen will oder weil er keine Kohlenhydrate bei sich hat.

Ein Hypoglykämie-Symptom kann jedoch auch durch eine bestimmte Beschäftigung maskiert werden: Zum Beispiel wird das Symptom Schwitzen bei körperlicher Aktivität oder das Symptom Nervosität vor einer schwierigen Aufgabe schlechter bemerkt als dies normalerweise der Fall ist. Andererseits können Aktivitäten die Symptomerkennung auch erleichtern: Denkstörungen werden bei geistiger Arbeit und Koordinationsstörungen bei körperlicher Arbeit eher bemerkt als in entspanntem Zustand.

Manche Diabetiker neigen dazu, auch Körperwahrnehmungen, die nichts mit dem Diabetes zu tun haben, einer Hypoglykämie zuzuschreiben. Typische Symptome dieser Art sind Hunger und Müdigkeit, die ebenso bei normalem oder hohem Blutzucker auftreten können.

2.6.8. Verbesserung der Symptomwahrnehmung

Weil die Symptomwahrnehmung nicht immer zuverlässig ist, sollte sorgfältig erhoben werden, welche Symptome für den einzelnen Diabetiker zuverlässig sind. Dazu führen die Patienten ein Tagebuch, in dem sie alle Körperwahrnehmungen festhalten, bevor sie ihren Blutzucker messen.

Bei der Suche nach Symptomen kann der Diabetiker dazu angewiesen werden, den ganzen Körper systematisch nach autonomen Symptomen (vgl. Tab. 2.7) abzusuchen und sich auf Alltagshandlungen zu achten, die nicht mehr fehlerfrei oder langsamer als gewöhnlich erledigt werden können (neuroglykopenische Symptome).

Bei der Auswertung werden Symptome registriert, die ausschließlich bei tiefen Blutzuckerwerten auftreten. Zusätzlich wird gezählt, wie häufig das gefundene Symptom zusammen mit einem Blutzuckerwert unter 70 mg/dl vorkommt. Das Ergebnis gibt Auskunft darüber

- wie sensitiv das Symptom ist (Bei wievielen Werten unter 70mg/dl wird es wahrgenommen?)

- wie spezifisch das Symptom ist (Wie häufig wurde es notiert und der BZ war wirklich tief?)

Die besten Symptome sind diejenigen, die sowohl sensitiv als auch spezifisch sind. Ein zuverlässiges Symptom wird bei mehr als 50 % aller tiefen Werte wahrgenommen und bei höchstens 10 % normaler oder erhöhter Werte.

Durch die Möglichkeit eine derartige Analyse durchführen zu können, wird der Diabetiker selbst Experte über seine Blutzuckerwerte. Er kann seine Symptome bei Bedarf (z.B. Insulinwechsel, neue Lebenssituation) jederzeit selbständig überprüfen. Dies verleiht ihm die notwendige Sicherheit im alltäglichen Leben.

2.6.9. Richtige Interpretation von Hypoglykämie-Symptomen

Das Erkennen von Symptomen reicht für die Wahrnehmung einer Unterzuckerung noch nicht aus. Sie müssen auch als Hypoglykämie-Anzeichen gedeutet werden. Leider können die meisten Symptome anfänglich nicht eindeutig einer Hypoglykämie zugeordnet werden: Schwitzen könnte ebensogut durch körperliche Arbeit, Konzentrationsstörungen durch Schlafmangel oder Gereiztheit durch eine unangenehme Situation ausgelöst werden. Je besser ein Diabetiker seine persönlichen Hypoglykämie-Symptome kennt, desto besser wird er in der Lage sein, eine Unterzuckerung frühzeitig wahrzunehmen!

Zur Deutung von Symptomen ist aber auch ein umfassendes Wissen über den Einfluss von äußeren Faktoren wie Insulinwirkung, Nahrung und körperlicher Aktivität notwendig. Das größere Wissen schafft mehr Selbständigkeit und mehr Sicherheit.

Insulin

Der Diabetiker muss selbständig beurteilen können, wann die Wirkung seines Insulins am stärksten ist, wann sich die Wirkungen verschiedener Insuline überlappen, wie groß der Spritz-Ess-Abstand sein soll und was eine Änderung des Injektionszeitpunktes bewirkt. Dieses Wissen hilft ihm, risikoreiche Zeiten zu erkennen um sich besonders auf Hypoglykämie-Symptome achten zu können.

Nahrung

Der Diabetiker muss wissen, dass hauptsächlich Kohlenhydrate einen Einfluss auf den Blutzucker haben und dass der Blutzuckeranstieg etwa 30 bis 60 Minuten nach der Nahrungsaufnahme beginnt, dass Traubenzucker schneller ins Blut geht und fettreiche Mahlzeiten die Kohlenhydrataufnahme verzögern. Mit Hilfe dieser Informationen können Insulinmenge und Injektionszeitpunkt flexibel angepasst werden.

Autonome Symptome	Neuroglykopenische Symptome	Stimmungen und Gefühle
• Zittern	• Trägheit	• traurig
• Herzklopfen	• Benommenheit	• unbehaglich
• großer Hunger	• verschwommenes Sehen	• nervös
• warme/kalte Hände	• Konzentrationsschwierigkeiten	• besorgt
• Frieren	• verlangsamtes Denken	• aufgeregt
• Übelkeit	• Koordinationsschwierigkeiten	• beunruhigt
• schweres Atmen	• undeutliches Sprechen	• ängstlich
• Kopfschmerzen	• Schwierigkeiten, das richtige Wort zu finden	• gereizt
• Schwäche		• frustriert
• Müdigkeit		• wütend
• schwere Beine		• entspannt
• Kribbeln in den Extremitäten		• zuversichtlich
• gerötetes Gesicht		• energiegeladen
• erweiterte Pupillen		• glücklich
		• lustig

Tab. 2.7: Hypoglykämie-Symptome.

Körperliche Aktivität

Manche Diabetiker glauben, dass nur Sport den Blutzucker absenkt, der Effekt von erhöhter körperlicher Aktivität bei Haus- oder Gartenarbeit wird häufig unterschätzt. Auch die Tatsache, dass der Einfluss der körperlichen Aktivität auf den Blutzucker vom aktuell aktiven Insulin abhängt, muss miteinbezogen werden.

2.6.10. Behandlung tiefer Blutzuckerwerte

Mit dem Wahrnehmen und der richtigen Interpretation der Symptome ist eine Hypoglykämie erkannt - die Entstehung einer schweren Hypoglykämie ist jedoch noch nicht ausgeschlossen! Es kommt nun darauf an, ob und wie schnell die Entscheidung getroffen wird, Kohlenhydrate einzunehmen.

> Raten Sie Ihren Patienten, tiefe Blutzuckerwerte sofort zu behandeln. Häufig wollen Diabetiker zuerst eine Arbeit zu Ende bringen, bevor sie sich behandeln. Je tiefer jedoch der Blutzucker fällt, desto schwieriger wird die Behandlung!

Die objektiv bestehenden Gefahren werden von Diabetikern häufig unterschätzt, teilweise deshalb, weil sie ungenügend über die Folgen von Unterzuckerungen informiert sind.

Damit ein Diabetiker eine Hypoglykämie trotz Denkstörungen noch richtig behandeln kann, müssen bereits bei Normoglykämie bestimmte Vorkehrungen getroffen werden: Schnell wirksame Kohlenhydrate (Traubenzucker) sollten griffbereit immer am selben Ort (z.B. in der rechten Hosentasche) gelagert sein. Der Diabetiker muss seine Kohlenhydrate auch bei getrübtem Bewusstsein noch finden und bei gestörter Feinmotorik noch auspacken können. Zudem sollte der Traubenzucker möglichst geschmacksneutral sein, damit bei der Einnahme mehrerer Stücke keine Übelkeit verursacht wird. Sozial unsichere Persönlichkeiten sollten Kohlenhydrate wählen, die sie in jeder Situation (z.B. auch an einer Sitzung) auspacken und einnehmen würden.

Notfall-Kohlenydrate
• schnell wirksam
• immer griffbereit
• immer am gleichen Ort
• leicht auszupacken
• keine Übelkeit verursachen
• unauffällig auszupacken und einzunehmen

Tab. 2.8: Wichtige Eigenschaften von Notfall-Kohlenydraten.

2.6.11. Hypoglykämie-Wahrnehmungstraining

Das bekannteste und am besten evaluierte Blutzucker-Wahrnehmungstraining ist das **BGAT** (**Blood Glucose Awareness Training**) nach Cox, zu dem auch ein deutschsprachiges Manual verfasst wurde. Es handelt sich dabei um ein psychoedukatives Programm für insulinabhängige Diabetiker. Das Training wird vorzugsweise in Gruppen von 5 bis 8 Teilnehmern durchgeführt. Es setzt sich aus 8 Sitzungen zusammen, von denen sich die ersten 4 Sitzungen auf sogenannte "interne Hinweise" (*internal cues*) und die letzten 4 Sitzungen auf "externe Hinweise" (*external cues*) beziehen. Unter den "internen Hinweisen" verstehen die Verfasser autonome und neuroglykopenische Symptome sowie emotionale Veränderungen. Zur Vorbereitung der Sitzung lesen die Teilnehmer jeweils das dazugehörige Kapitel im Handbuch und lösen Hausaufgaben (durch Experimente Erfahrungen sammeln und Fragen beantworten) zum behandelten Thema.

Durch gezielte Schulung der Interozeptionsfähigkeit wird versucht, die systematische Nutzung dieser "internen Hinweise" als frühe Warnsignale einer drohenden Hypoglykämie zu optimieren. Die "externen Hinweise" stellen individualisiertes "Fachwissen" über Faktoren, die den Blutzuckerverlauf beeinflussen (aktuell vorliegende Insulinwirkungspotential, Nahrungszufuhr und körperliches Aktivitätsniveau) dar.

Damit der Diabetiker von einem Blutzuckerwahrnehmungstraining profitieren kann, muss er dazu motiviert sein. Er muss wissen, weshalb er das Training besucht und was er verändern möchte. Leider ist es nicht selten der Fall, dass Diabetiker das Training besuchen, weil es der Arzt oder die

Partnerin will. Bei solchen Patienten ist meist keine Veränderung zu erwarten.

Zum Schluss soll festgehalten werden, dass der Besuch eines Hypoglykämie-Wahrnehmungstrainings eine effiziente und sinnvolle Maßnahme zur Vermeidung von schweren Hypoglykämien ist, dass es aber keinen hundertprozentigen Schutz garantieren kann.

2.6.12. Literatur

1. Cox, DJ, Gonder-Frederick, L, Polonsky, W, Schlundt, D, Kovatchev, B, Clarke, W: Blood Glucose Awareness Training (BGAT II), Diabetes Care 24:637-642, 2001

2. Cox DJ, Gonder-Frederick L, Antoun B, Cryer PE, Clarke WL: Perceived symptoms in the recognition of hypoglycemia. Diabetes Care 16: 519-527, 1993

3. Cox DJ, Gonder-Frederick L, Polonsky W, Schlundt D, Julian D, Clarke W: A multicenter evaluation of blood glucose awareness training-II. Diabetes Care 18: 523-528, 1995

4. Fehm-Wolfsdorf, G., Kerner, W., Peters, A.: Blutglukose Wahrnehmungs Training BGAT. Manual für Patienten mit Typ 1 Diabetes. 1997 (2. Auflage 2001)

5. Gonder-Frederick, F., Cox, D., Kovatchev, B., Schlundt, D. & Clarke, W. A biopsychobehavioral model of risk of severe hypoglycemia. Diabetes Care, 20, 661-669, 1997.

6. Gonder-Frederick, F., Cox, D., Clarke, WL. Helping patients understand and recognize hypoglycemia. In: Practical Psychology for Diabetes Clinicians. Eds. BJ Anderson & RR Rubin, American Diabetes Association. pp. 83-102, 1996.

2.7. Motivierende Gesprächsführung und Kurzinterventionen in der Praxis

Das gesamte Behandlungsteam ist mit seiner fachlichen Meinung und seiner menschlichen Zuwendung für den Patienten mit Diabetes in der täglichen Selbstbehandlung von hoher Bedeutung. Insbesondere in der hausärztlichen und diabetologischen Praxis suchen Diabetiker Rat bei Problemen im Zusammenhang mit ihrer Behandlungsmotivation. Um individuelle Ursachen mangelnder Behandlungsmotivation besser zu verstehen und das Erleben neuer Motivation zu fördern, berücksichtigen immer mehr Ärzte und DiabetesberaterInnen in ihrer Diabetikerbetreuung psychosoziale Aspekte. In vielen Fällen erschließen sich erst aus dem Wissen um die psychosoziale Belastungssituation eines einzelnen Menschen plausible Erklärungen für aktuelle Behandlungsschwierigkeiten.

Dennoch ergeben sich in der täglichen Sprechstunde bei Betrachtung der Arzt - Patienten - Interaktion viele Fragen.

"Was kann ich in der Sprechstunde meinen Patienten sagen, die zur Durchführung ihrer Behandlung nur unzureichend motiviert sind? Wie lässt sich trotz begrenzter zeitlicher Ressourcen ein motivierendes Gespräch führen? Wie kann ich meinen Patienten helfen, psychosoziale Alltagsprobleme zugunsten einer verbesserten Stoffwechselkontrolle zu überwinden?"

Wie ein roter Faden zieht sich durch alle Aspekte der dargestellten Thematik dieses Buches, dass zum Aufbau und Erhalt der Behandlungsmotivation beim Patienten eine kooperative partnerschaftliche Interaktion zwischen dem Arzt (Behandlungsteam) und dem Patienten förderlich ist.

Motivierende Kurzinterventionen

Motivierende Kurzinterventionen tragen zur Gestaltung einer partnerschaftlichen Beziehung zwischen dem Arzt (Behandlungsteam) und dem Patienten bei und lassen sich zur Steigerung der Behandlungsmotivation leicht beiläufig im Gespräch anwenden. Sie dienen dem professionellen Gesprächspartner (Arzt, Behandlungsteam) als "Handwerkszeug", um unter den psychologischen und zeitlichen Bedingungen der Praxisgestaltung auch den psychosozialen Anteilen der Patientenbetreuung gerecht zu werden.

Motivierende Kurzinterventionen bei Diabetes zeichnen sich dadurch aus, dass sie

- zum Aufbau und zur Gestaltung einer vertrauensvollen Beziehung zwischen Arzt und Patient beitragen
- dem Patienten Zugang zu seinen Ressourcen, Stärken und eigenen Möglichkeiten zum Erhalt und zur Steigerung von Behandlungsmotivation verschaffen
- eine positive zukunfts- und lösungsorientierte Perspektive im Bewusstsein des Patienten entstehen lassen
- kurz, sparsam, unspektakulär und beiläufig ins Gespräch mit dem Patienten eingebunden werden können

Motivierende Kurzinterventionen erzeugen insbesondere durch den zuletzt genannten Aspekt, nämlich ihres nicht spektakulären unscheinbaren Charakters beim Patienten wenig “Gegenwehr” und lassen sich somit in das Gespräch mit dem Patienten in der Praxis wirkungsvoll einbinden.

2.7.1. Die verschiedenen Grade der Motivation

Motivation ist immer da wirksam, wo das Verhalten eines Menschen Anbindung an die eigenen inneren Werte, Überzeugungen und Ziele hat. Motivation erscheint dabei nicht als statische Größe, sondern wird im komplexen Zusammenwirken von Gedanken, Gefühlen, Handlungen und Kommunikation mit der Umwelt mal mehr oder mal weniger erzeugt.

Der Grad der Motivation ist an die Qualität der Gefühle und Empfindungen gebunden, die mit dem Tun erlebt werden.

Geringste Motivation haben wir, wenn wir uns sagen müssen:

- “*Ich muss...!*” oder “*Ich sollte...!*”

  Die Folge ist: geringe Überzeugung in der Sache, Motivation ist von kurzer Dauer und Aufschiebeverhalten tritt ein: “Ich müsste eigentlich...!”

Mittlere Motivation haben wir, wenn wir sagen können:

- “*Es hat bestimmte Vorteile, wenn ich...!*”

  In der Folge bestimmen vernünftige Gründe unser Tun, aber stärkende Gefühle und Begeisterung sind gering.

Höchste Motivation haben wir, wenn wir sagen können:

- “*Ich will...!*”, “*Ich bin davon überzeugt...!*”, “*Ich bin begeistert...!*”

  In Folge fangen wir von selbst an, es auch zu tun. Zuversichtliche Gefühle und Begeisterung bringen Aktivität, Freude und Erfolgserlebnisse.

Motivierende Gesprächsführung folgt nicht einem festgelegten Algorithmus, bei dem vorgeschriebene Handlungsschritte, Fragen, Antworten und Kurzinterventionen systematisch abgehandelt werden. Jede Intervention ist individuell, um unmittelbar an das Erleben des Patienten und seine Aktivitäten anzuschließen.

1. Hören Sie Ihrem Gesprächspartner deshalb aufmerksam zu!

Jede motivierende Gesprächsführung geschieht auf der Grundlage einer vertrauensvollen Begegnung. Diese ist durch Respekt und Achtung vor der Autonomie des jeweils anderen Menschen geprägt. Die *aktive Anteilnahme* des Arztes (des Behandlungsteams) an der Situation des Patienten und der Lösung seines Problems ermutigt und motiviert den Patienten seinerseits, sich für den zukünftigen Erfolg der Behandlung einzusetzen.

Empathie versteht sich dabei als motivierende Basisintervention in der Begegnung mit dem Patienten. Empathie bedeutet, dass sich der Arzt (das Behandlungsteam) einfühlend und respektvoll mit den vom Patienten geäußerten Inhalten, Problemen und Fragen beschäftigt. Aufmerksames *Zuhören und Hinhören* hilft dem Arzt (Behandlungsteam), den Patienten in seiner Sicht- und Erlebnisweise zu verstehen. Um sich zu vergewissern, ob er den Patienten wirklich “richtig” verstanden hat, die individuelle Bedeutung und Bewertung sowie den emotionalen Gehalt des Gesagten aus der Perspektive des Patienten “richtig” erfasst hat, kann er im Gespräch das Gehörte und Verstandene in eigenen Worten wiederholen und *spiegeln* (**Aktives Zuhören**). Durch Ansprechen der wahrgenommenen Bedeutungen, Bewertungen und Emotionen teilt der Arzt dem Patienten mit, dass dieser ihn verstanden hat bzw. darum bemüht ist, dessen innere Welt und Situation zu verstehen. (Rogers, C. 1995)

2. Sprechen Sie die Sprache des Patienten!

Ihr Gesprächspartner fühlt sich um so mehr verstanden, je mehr Sie ihm mitteilen können, *“Ich verstehe, was es für Sie bedeutet.”*

Greifen Sie deshalb Formulierungen auf, die für den Patienten erkennbar von hoher inhaltlicher und emotionaler Bedeutung sind. Sprechen Sie dabei **die Sprache des Patienten.** Auf diese Weise wird der Patient in verstärkter Weise das Gefühl haben, verstanden worden zu sein (von Schlippe A, Schweitzer J, 1996)

3. Definieren Sie gemeinsam Ziele "Woran merken Sie, dass Sie es erreicht haben?"

Seit jeher gehören Therapieziele zu den wichtigsten Bezugspunkten der Behandlung. In der Vergangenheit stand nicht immer die Frage im Vordergrund, wer eigentlich bestimmt, was erreicht werden soll. Motivierende Gesprächsführung ist darauf ausgerichtet, die Ziele des Patienten zu erkennen, zu besprechen und dem betroffenen Menschen Möglichkeiten zu eröffnen, diese zu realisieren. Sprechen Sie mit Ihrem Patienten über seine Wünsche und Ziele. **Fragen Sie ihn, woran er merken wird, daß er sein Ziel erreicht hat.** Auf diese Weise helfen Sie Ihrem Gesprächspartner, sich einen wünschenswerten Zustand in der Zukunft vor Augen zu führen (Paust R, Meier A, 2001).

4. Formulieren Sie die Ziele positiv!

Achten Sie in der motivierenden Zielarbeit darauf, dass Ihr Gesprächspartner positive Formulierungen für seine Ziele finden kann. Viele Menschen wissen, was sie alles nicht (erreichen) wollen, aber Motivation zum Handeln entsteht aus einer positiven Vorstellung, wie die Zukunft aussehen soll. Wenn der Gesprächspartner Ihnen in der gemeinsamen Zielarbeit noch keine positiv formulierten Ziele formulieren kann, fragen Sie ihn, was er **anstatt dessen** möchte (de Shazer S, 1989).

- "Ich möchte *nicht* (**negativ**) mehr so schwankende Blutzuckerwerte."
- "Was möchten Sie anstatt dessen?"
- "Ich möchte *nicht* (**negativ**) ständig meinen Blutzucker kontrollieren müssen und ständig mit Insulin korrigieren."
- "Angenommen, Sie müssten *nicht* (**negativ**) mehr ständig kontrollieren und anpassen, was wäre dann anders?"
- "Ich hätte einfach meine *Ruhe* (**postiv**) und könnte mich mehr *mit anderen Dingen beschäftigen* (**postiv**)."
- "Was wäre das zum Beispiel?"
- "Ich könnte meinem Partner wieder mehr *Aufmerksamkeit* (**postiv**) geben, einfach wieder besser auf ihn *eingehen* (**postiv**)."
- "...?"

5. Sprechen Sie über Schwierigkeiten und Probleme des Patienten in der Vergangenheitsform!

Sprechen Sie mit dem Patienten über mangelnde Behandlungsmotivation, Probleme und Schwierigkeiten, dann handelt es sich dabei meistens über bereits zurückliegende Ereignisse und Geschehnisse. Der Zusatz "*In der Vergangenheit...*" oder "*Bisher*" kann im Gespräch mit dem Patienten sinnvoll ergänzt werden, wenn es um seine Schwächen und Schwierigkeiten geht. Um dem Patienten Lösungsmöglichkeiten **in der Zukunft** zu eröffnen, ist es günstiger, das Gespräch über Probleme in der Vergangenheitsform zu führen (Prior M, 2002) "*In der Vergangenheit ("Bisher...) hatten Sie immer wieder Probleme, die Blutzuckermessung nicht zu vergessen*" Um eigene Schwierigkeiten hinter sich zu lassen, ist es hilfreich, sie der eigenen Vergangenheit zuzuordnen.

"*In der Vergangenheit hat man den Wert dieser kleinen Wendung nicht immer erkannt.*" (Prior M, 2002). In der Vergangenheit wurde diese beiläufige Ergänzung nicht immer gezielt zur Steigerung der Behandlungsmotivation bei Diabetes angewandt.

Beachten Sie bei Anwendung der Vergangenheitsform, wie sehr Ihr Gesprächspartner momentan durch die Schwierigkeit belastet ist. Sollte sein Erleben sehr stark mit der Problematik assoziiert sein, ist es günstig, die Intervention auf einen späteren Zeitpunkt zu verschieben. Statt dessen kann im Gespräch durch aktives Zuhören die Situation analysiert werden.

6. Geben Sie dem Patienten Anerkennung für bereits geleistete Selbstbehandlung und gefundene Lösungen!

Im Gespräch mit dem Patienten finden sich fast immer neben den Problemen und Schwierigkeiten solche Aspekte, bei denen die **Kompetenzen, Stärken und Ressourcen** des Patienten durchscheinen. Durch Hervorhebung dessen, was dem Patienten durch eigenes Tun gelungen ist, wird die Erfahrung von eigener Selbstwirksamkeit des Patienten in seinem Bewusstsein verankert. Zusätzlich wird die Bereitschaft gestärkt, auch zukünftig selbst aktiv zu sein. Anerkennung kann darüber hinaus als "*cheerleading*" ("Anfeuern") durch emotionale Unterstützung des Patienten ausgedrückt werden, z.B. indem der Arzt (das Behandlungsteam) durch leichtes Anheben und positiv-überrascht klingender Stimme, ein Erlebnis verstärkt, ohne dabei seine eigene Wahrhaftigkeit aufzugeben.

Beispiele

- *"Ich finde es wirklich beeindruckend, wie Sie...!"*
- *"Ich bin wirklich überrascht zu sehen/hören, dass/wie Sie...!"*
- *"Es ist toll, wie Sie...!" "Das ist wirklich schön, wie Sie...!"*

(Honermann H et al., 1999)

7. Suchen Sie nach Ausnahmen von Problemmustern!

Indem Sie in Ihrer Gesprächsführung die Aufmerksamkeit des Patienten auf Zeiten hoher Behandlungsmotivation lenken, helfen Sie ihm das Gefühl von Handlungskompetenz und Kontrolle über seine Motivation zu entwickeln.

Beispiele

- *"Wann waren Sie zuletzt so motiviert, wie Sie es von sich wünschen?"*
- *"Was ist anders in solchen Zeiten?"*
- *"Woran merken Sie, dass Sie motiviert sind?"*
- *"Wie hoch ist Ihre Motivation auf einer Skala von 1 - 10, wenn 1 für die niedrigste Motivation steht, die Sie bislang hatten und 10 für die höchste Motivation steht?"*

☞ auch unten unter Punkt 10. "Stellen Sie Fragen!" (de Shazer S, 1989; Walter JL, Peller JE, 1996)

8. Schaffen Sie neue Optionen und Verknüpfungen!

- durch "*...und...*" statt "*...oder...*"
- durch "*...sowohl als auch...*" statt "...entweder - oder..."

Und während Sie dem Patienten **sowohl** Anerkennung für Geleistetes geben **als auch** mit ihm über diejenigen Zeiten sprechen, in denen er mit sich zufrieden ist, erhöhen Sie sowohl die Motivation des Patienten sich auch zukünftig für sich und seinen Diabetes zu engagieren, als auch die Wahrnehmung des Patienten dafür, dass er selbst durch sein eigenes Tun erfolgreich sein kann (Selbstwirksamkeit). Auf diese Weise erweitern Sie die Möglichkeiten des Patienten.

9. Vermeiden Sie Formulierungen, die mit *"Ja, aber..."* und *"Nein"* beginnen!

Gespräche, die mit "*Ja, aber...*" und vielen "*Nein´s*" geführt werden, erzeugen beim Gesprächspartner Gegenwehr und das Gefühl, unverstanden zu bleiben.

Bieten Sie statt dessen alternative Erklärungen, Deutungen und Sichtweisen an. Sagen Sie beispielsweise: "*Ihre Sichtweise ist mir nicht so vertraut. Vielleicht könnte man es ja auch einmal so sehen/verstehen, was meinen Sie?*"

10. Stellen Sie Fragen!

Im motivierenden Gespräch haben Fragen nicht nur einen diagnostischen Zweck zur Informationserhebung. Die richtige Frage zum richtigen Zeitpunkt kann die Aufmerksamkeit des Patienten in eine zusätzliche nützliche Richtung lenken. Folgende Fragetypen können dazu beitragen, Veränderungsprozesse in Gang zu setzen und in Gang zu halten:

- Informationsfragen: "*Was, wann, wie genau, wo genau...?*"
- Hypothetische Fragen: "*Angenommen, dass...?*"
- Fragen zum Leben nach der Lösung/Zukunftsfragen: "*Stellen Sie sich vor, Ihr Problem wäre gelöst. Was sehen Sie dann? Was ist dann anders?*"
- Fragen nach Ausnahmen: "*Wann gibt es problemfreie Zeiten?*"
- Fragen nach Verhaltensmustern: "*Was genau tun Sie daraufhin?*"
- Fragen nach Bedeutungen: "*Was genau meinen Sie mit...?*"
- Fragen zum Kontext: "*Wann und mit wem, wo wollen Sie das (Ziel) realisieren?*"
- Skalenfragen: "*Wo stehen Sie zwischen 1 und 10, wenn 10 bedeutet, dass das Problem verschwunden ist?*"
- Fragen nach Rangreihen: "*Was gelingt am Leichtesten, was im Moment noch am Schwersten?*" (Tomm K, 1994)

11. Benutzen Sie bei Ihren Fragen Sprachmuster, die die Phantasie des Patienten beflügeln!

Indem Sie, wie z.B. bei hypothetischen Fragen, Sprachmuster und Formulierungen wählen, die die Phantasie des Patienten anregen, verhelfen Sie ihm die Aufmerksamkeit auf neue Überlegungen, Sichtweisen und Lösungsideen zu lenken. Benutzen Sie Sprachmuster wie z.B.

- "*Stellen Sie sich vor,...*"
- "*Mal angenommen,...*"
- "*Wie wäre es, wenn...?*"

Eine häufige Reaktion auf derart ins Bewusstsein gebrachte Ideen ist: "*So habe ich das bisher noch nicht gesehen.*" (Prior M, 2002)

12. Finden Sie Metaphern und Bilder für das Problem des Patienten

Sie können auch durch den Vergleich des Problems mit einer ähnlichen Situation, durch eine Geschichte, eine Erfahrung oder das Bilden einer Metapher für das Problem, den Patienten anregen, seine Situation in einem anderen Licht wahrzunehmen. Um die Zuversicht zukünftiger Besserung zu verstärken, sollte die Metapher oder die Geschichte ein Ende mit Lösung haben. Häufig hat diese Intervention eine entlastende und entproblematisierende Wirkung.

- "*Das Problem ist wie...*"
- "*Das klingt ja wie...*"
- "*Es kommt mir vor wie...*"

(Honermann H et al. 1999; Prior M, 2002)

13. Stellen Sie die Schwierigkeit oder das problematische Verhalten in einen Kontext, in dem es eine sinnvolle und gesunde Bedeutung und Bewertung erhält!

Es ist davon auszugehen, dass jedes Verhalten seinen Sinn haben kann, wenn es in einen entsprechenden Kontext eingebettet werden kann. Depressive Stimmungslagen ergeben dann einen Sinn, wenn die entsprechende Lebenssituation diesen Stimmungen zugeordnet werden kann (z.B. Trauer nach dem Verlust eines vertrauten Menschen).

Sobald ein Verhalten in einen Kontext eingeordnet wird, in dem es für die Beteiligten einen (neuen) Sinn ergibt und vielleicht sogar als ein Versuch der Lösung gesehen wird, erhält es eine leichtere Bedeutung und Bewertung. Das zunächst als Problem gedeutete Verhalten wird nun als sinnvoll gesehen. Wird um das problematische Verhalten ein anderer Rahmen gezogen (sog. "Refraiming") (de Shazer S, 1989; Walter JL, Peller JE, 1996), wie z.B. die Frage, "*Was hat "gesündigt" mit "gesund" zu tun?*", können neue Betrachtungen und Perspektiven entstehen.

14. Wenn ein Problem sehr groß und generalisiert erscheint, "verkleinern" Sie es durch Konkretisieren!

Mit der Verallgemeinerung und Generalisierung (z.B. *alles* läuft schief, *nichts* klappt) ist häufig eine Einengung der Wahrnehmung verbunden. Unterschiede und Positives, das auch geschieht, wird nicht gesehen. Für die Darstellung "nichts klappt", lässt sich kaum eine Lösung finden, geschweige denn Zuversicht auf bessere Zeiten entstehen. Sobald ein Problem sehr groß und generalisiert erscheint, "**verkleinern**" und **konkretisieren** Sie im Gespräch die Situation:

- "*Was daran genau stört Sie?*"
- "*Was von all dem ist für Sie das, was Sie am meisten belastet?*"
- "*Was von all dem ist schwierig, lässt sich aber ertragen?*"
- "*Wie machen Sie das, dass es erträglich ist?*"

15. Nehmen Sie sich Zeit zum Gespräch!

Um einen Menschen beraten und motivieren zu können, braucht man als Gesprächspartner Zeit. Wichtige Themen lassen sich nicht (nie!) zwischen "Tür und Angel" in Hektik und unter Zeitdruck für die Beteiligten zufriedenstellend lösen. Zeit für das Gespräch mit dem Patienten vermittelt auch, es handelt sich hier um eine wichtige Angelegenheit, für die wir uns Zeit nehmen. Dennoch sind motivierende Kurzinterventionen kurz. Motivierende Gesprächsführung bleibt einfach, sparsam und pragmatisch.

2.7.2. Motivierende Kurzinterventionen zusammengefasst

1. Hören Sie Ihrem Gesprächspartner aufmerksam zu!
2. Sprechen Sie die Sprache des Patienten!
3. Definieren Sie gemeinsam Ziele "Woran merken Sie, dass Sie es erreicht haben?"
4. Formulieren Sie die Ziele positiv!
5. Sprechen Sie über Schwierigkeiten und Probleme des Patienten in der Vergangenheitsform!
6. Geben Sie dem Patienten Anerkennung für bereits geleistete Selbstbehandlung und gefundene Lösungen!
7. Suchen Sie nach Ausnahmen von Problemmustern!
8. Schaffen Sie neue Optionen und Verknüpfungen durch "*...und...*" statt "*...oder...*"; "*...sowohl als auch...*" statt "*...entweder - oder...*"!
9. Vermeiden Sie Formulierungen, die mit "*Ja, aber...*" und "*Nein*" beginnen!
10. Stellen Sie Fragen!
11. Benutzen Sie bei Ihren Fragen Sprachmuster, die die Phantasie des Patienten beflügeln!
12. Finden Sie Metaphern und Bilder für das Problem des Patienten!
13. Stellen Sie die Schwierigkeit oder das problematische Verhalten in einen Kontext, in dem es eine sinnvolle und gesunde Bedeutung und Bewertung erhält!
14. Wenn ein Problem sehr groß und generalisiert erscheint, "verkleinern" Sie es durch Konkretisieren!
15. Nehmen Sie sich Zeit zum Gespräch!

2.7.3. Literatur

1. Honermann H et al. (1999): Ratinginventar Lösungsorientierter Interventionen (RLI). Göttingen

2. Paust R, Ellebracht H (2000): Fit und selbstbewußt mit Diabetes. Berlin/München

3. Paust R, Meier A (2001): Pädagogik der Patientenschulung. psychomed 13/1, 35-41. München

4. Prior M (2002): MiniMax - Interventionen. Heidelberg

5. de Shazer S (1989): Der Dreh. Überraschende Wendungen und Lösungen in der Kurzzeittherapie. Heidelberg

6. von Schlippe A, Schweitzer J (1996): Lehrbuch der systemischen Therapie und Beratung. Göttingen

7. Tomm K (1994): Die Fragen des Beobachters. Heidelberg

8. Walter JL, Peller JE (1996): Lösungs-orientierte Kurztherapie. Dortmund

9. Rogers C (1995): Die nicht-direktive Beratung. Frankfurt

Index

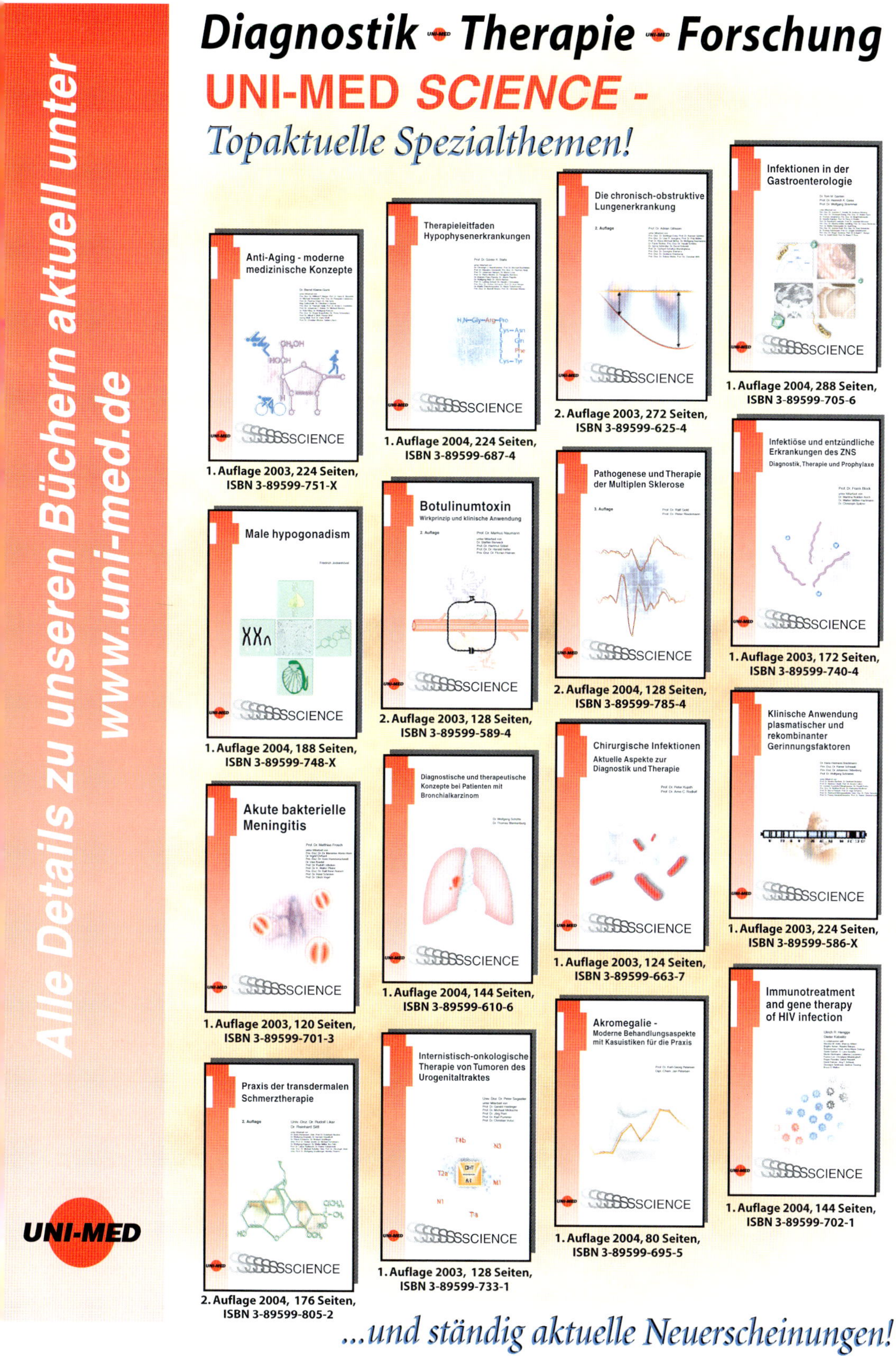
Diagnostik • Therapie • Forschung
UNI-MED SCIENCE -
Topaktuelle Spezialthemen!
Alle Details zu unseren Büchern aktuell unter
www.uni-med.de
UNI-MED
Anti-Aging - moderne medizinische Konzepte
1. Auflage 2003, 224 Seiten, ISBN 3-89599-751-X
Male hypogonadism
1. Auflage 2004, 188 Seiten, ISBN 3-89599-748-X
Akute bakterielle Meningitis
1. Auflage 2003, 120 Seiten, ISBN 3-89599-701-3
Praxis der transdermalen Schmerztherapie
2. Auflage 2004, 176 Seiten, ISBN 3-89599-805-2
Therapieleitfaden Hypophysenerkrankungen
1. Auflage 2004, 224 Seiten, ISBN 3-89599-687-4
Botulinumtoxin
Wirkprinzip und klinische Anwendung
2. Auflage 2003, 128 Seiten, ISBN 3-89599-589-4
Diagnostische und therapeutische Konzepte bei Patienten mit Bronchialkarzinom
1. Auflage 2004, 144 Seiten, ISBN 3-89599-610-6
Internistisch-onkologische Therapie von Tumoren des Urogenitaltraktes
1. Auflage 2003, 128 Seiten, ISBN 3-89599-733-1
Die chronisch-obstruktive Lungenerkrankung
2. Auflage 2003, 272 Seiten, ISBN 3-89599-625-4
Pathogenese und Therapie der Multiplen Sklerose
2. Auflage 2004, 128 Seiten, ISBN 3-89599-785-4
Chirurgische Infektionen
Aktuelle Aspekte zur Diagnostik und Therapie
1. Auflage 2003, 124 Seiten, ISBN 3-89599-663-7
Akromegalie -
Moderne Behandlungsaspekte mit Kasuistiken für die Praxis
1. Auflage 2004, 80 Seiten, ISBN 3-89599-695-5
Infektionen in der Gastroenterologie
1. Auflage 2004, 288 Seiten, ISBN 3-89599-705-6
Infektiöse und entzündliche Erkrankungen des ZNS
Diagnostik, Therapie und Prophylaxe
1. Auflage 2003, 172 Seiten, ISBN 3-89599-740-4
Klinische Anwendung plasmatischer und rekombinanter Gerinnungsfaktoren
1. Auflage 2003, 224 Seiten, ISBN 3-89599-586-X
Immunotreatment and gene therapy of HIV infection
1. Auflage 2004, 144 Seiten, ISBN 3-89599-702-1
...und ständig aktuelle Neuerscheinungen!